Tamara Rose
Yvonne Georgi

Chronische Schmerzen wirkungsvoll lindern

Tamara Rose
Yvonne Georgi

Chronische Schmerzen wirkungsvoll lindern

Naturheilverfahren und physikalische Therapien
Entspannungsmethoden zur Schmerzlinderung
Kritische Bewertung der Schmerzmittel
Behandlung akuter Schmerzzustände

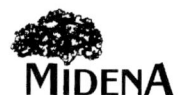

MidenA

Die medizinische Wissenschaft befindet sich in ständiger Entwicklung. Die Forschung an Universitäten, Kliniken und in der pharmazeutischen Industrie erbringt Tag für Tag Wissen, das in neue Behandlungsmethoden und Medikamente einfließt. Der vorliegende Ratgeber wurde mit größter Mühe und Sorgfalt geschrieben. Autoren, Redaktion und Verlag können aber dennoch keine Haftung für die Gültigkeit des Gesagten übernehmen. Der Leser ist in jedem Fall verpflichtet, die Beipackzettel der Medikamente genau zu lesen und alle Informationen über Dosierung, Nebenwirkungen und Gegenanzeigen zu berücksichtigen. Im Zweifelsfalle ist der Arzt oder Apotheker um Rat zu fragen, wie auch andere wichtige Entscheidungen zur Behandlung immer mit dem Arzt abzusprechen sind.

Die Deutsche Bibliothek – CIP-Einheitsaufnahme
Rose, Tamara:
Chronische Schmerzen wirkungsvoll lindern: Naturheilverfahren und physikalische Therapien ; Entspannungsmethoden zur Schmerzlinderung ; kritische Bewertung der Schmerzmittel ; Behandlung akuter Schmerzzustände / Tamara Rose / Yvonne Georgi. – Augsburg : Midena-Verl., 1998
ISBN 3-310-00421-X

Es ist nicht gestattet, Abbildungen dieses Buches zu scannen, in PCs oder auf CDs zu speichern oder in PCs/Computern zu verändern oder einzeln oder zusammen mit anderen Bildvorlagen zu manipulieren, es sei denn mit schriftlicher Genehmigung des Verlages.

Midena Verlag, Augsburg
© 1998 Weltbild Verlag GmbH, Augsburg
Alle Rechte vorbehalten

Konzeption und Produktion: Hampp Verlag, Stuttgart
Illustrationen: Wissenschaftliche Computer-Illustrationen
Dr. Michael und Christiane von Solodkoff, Neckargmünd
Umschlaggestaltung: Michael Ballermann
Umschlagfoto: Bildagentur Mauritius
Satz und Reproduktion: Hampp Verlag, Stuttgart
Druck und Bindung: Offizin Andersen Nexö Leipzig –
ein Betrieb der INTERDRUCK

Gedruckt auf umweltfreundlich chlorfrei gebleichtem Papier
Printed in Germany

ISBN 3-310-00421-X

Vorwort

Millionen von Menschen leiden unter akuten und chronischen Schmerzen. Nach Schätzungen der Weltgesundheitsorganisation WHO ist mindestens jeder Dritte in den Industrieländern von chronischen oder periodisch wiederkehrenden Schmerzen betroffen. Von diesen sind etwa die Hälfte bis zwei Drittel jeweils für ein paar Tage, Wochen oder Monate, einige sogar ständig arbeitsunfähig. Vor allem der chronische Schmerz, der sich zum permanenten Leiden wandelt, beeinträchtigt die Fähigkeit der Betroffenen, ein positives und produktives Leben zu führen und zieht somit vielfach schwere körperliche und auch seelische Störungen nach sich.

Dieses Buch zeigt auf, was Schmerz überhaupt bedeutet, welche Ursachen Schmerzen auslösen können und welche Behandlungsmethoden es gibt. Zudem informiert es über Vor- und Nachteile in der Schmerztherapie eingesetzter Medikamente und gibt konkrete Hilfestellung, was man selbst gegen seine chronischen Schmerzen tun kann. Es wendet sich vor allem an jene, die mit ständigen Schmerzen leben müssen, und möchte ihnen helfen, Umwege und Enttäuschungen zu vermeiden. Wie gezeigt werden soll, beruht das Schmerzerlebnis auf dem komplexen Zusammenwirken einer Reihe von nervalen Prozessen. Das Verständnis dieser Zusammenhänge mag helfen, die leidvolle Lebenserfahrung „Schmerz" besser zu beurteilen und schließlich zu bewältigen. Es ist zu hoffen, daß Ihnen dieses Buch Denkanstöße gibt zur Auseinandersetzung mit dem Schmerz, um dem passiven Ausgeliefertsein die aktive Begegnung entgegenzusetzen.

Die Autoren

Inhalt

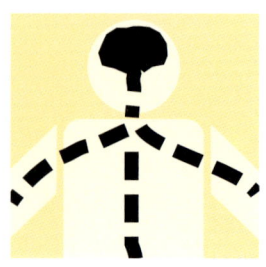

Was versteht man unter Schmerz?   8
Wie wird Schmerz definiert?   10
Wie entstehen Schmerzen?   14
Welche Schmerzarten gibt es?   20
Was versteht man unter chronischem Schmerz?   22

Welche Schmerzursachen gibt es?   26
Welche Ursachen haben Kopfschmerzen?   28
Volkskrankheit Migräne?   30
Was bedeutet Clusterkopfschmerz?   33
Was versteht man unter Spannungskopfschmerz?   34
Wie entsteht Nackenkopfschmerz?   35
Kopfschmerzen durch Anstrengung oder Medikamente?   36

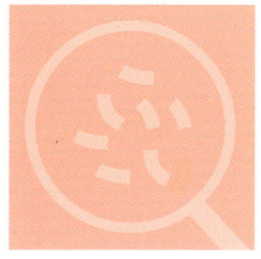

Welche Ursachen haben chronische Rückenschmerzen?   38
Welche Schmerzen treten noch im Bewegungsapparat auf?   41
Was versteht man unter Rheuma?   44
Welche Ursachen haben chronische Eingeweideschmerzen?   46
Was bedeutet Gastritis?   48
Welche Darmerkrankungen können chronische Schmerzen auslösen?   50
Welche Schmerzursachen gibt es bei Krebs?   56

Wie werden chronische Schmerzen behandelt?   60
Welche Behandlungsformen gibt es?   62
Schmerzbehandlung im Überblick   64
Wie wird Akupunktur in der Schmerzbehandlung eingesetzt?   70

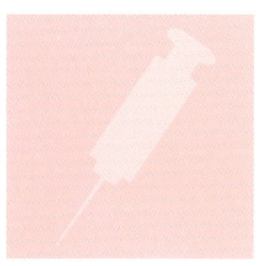

Wie funktioniert die Schmerzbehandlung mit elektrischem Strom?	74
Was leistet die Massage und wie wirkt sie?	78
Wie hilfreich ist die Anwendung von Wärme und Kälte?	82
Was bedeutet Chirotherapie?	83
Was versteht man unter ausleitenden Verfahren?	86

Vor- und Nachteile der Medikamente — 88

Wie wirken periphere Schmerzmittel?	90
Wie wirken zentrale Analgetika (Opiate?)	94
Warum ist der Einsatz von Lokalanästhetika sinnvoll?	99
Wieso helfen Psychopharmaka bei Schmerzen?	100
Gibt es pflanzliche Mittel zur Schmerzbehandlung?	102
Schmerzbehandlung durch Homöopathie?	104

Was kann ich selbst tun? — 106

Warum sollte ich meine Lebensweise ändern?	108
Wie kann ich lernen, mich zu entspannen?	110
Was sind Schmerzimmunisierung und Biofeedback?	112
Wie kann ich mir noch selbst helfen?	114
Setzen Sie sich wieder Ziele!	116
Warum ist gesunde Ernährung so wichtig?	117
Was kann ich konkret im Einzelfall tun?	118

Anhang — 122

Was bedeutet was?	124
Wo finde ich weitere Hilfe?	126
Sachregister	127

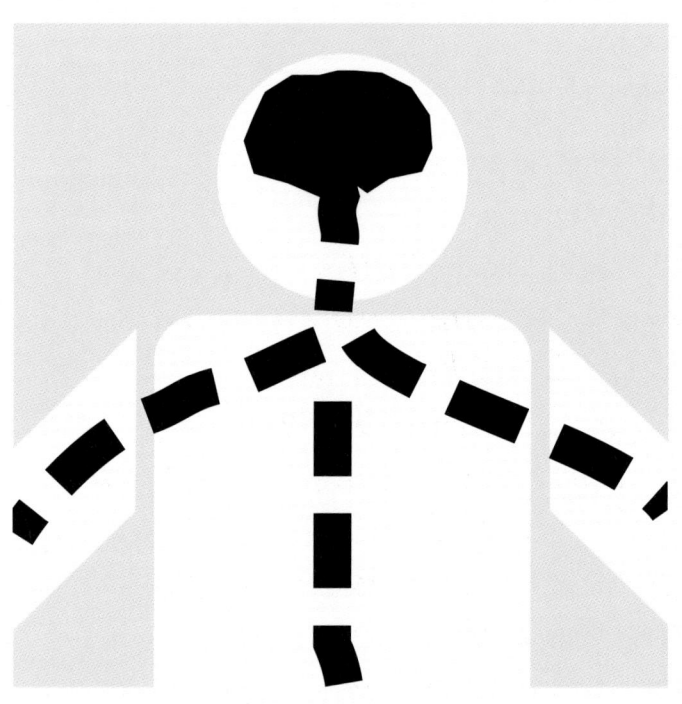

Was versteht man unter Schmerz?

Für manche Menschen ist er zum ständigen Wegbegleiter geworden, der aus ihrem täglichen Leben gar nicht mehr wegzudenken ist – der Schmerz.

Schmerz ist immer eine subjektive Sinneswahrnehmung, die sich in verschiedenen Formen äußern kann. So kennen wir den einmaligen, akuten Schmerz oder den wiederkehrenden, chronischen Schmerz. Was aber ist eigentlich Schmerz? Was geschieht in unserem Körper, wenn wir Schmerzen haben? Wie kommt es, daß unser Bein weh tut, wenn wir hinfallen, oder daß wir Kopfschmerzen haben? Welche Teile unseres Organismus sind daran beteiligt, uns zu signalisieren, daß etwas nicht in Ordnung ist? Verstehen, was Schmerz bedeutet – der erste Schritt zu einem besseren Umgang mit ihm.

Wie wird Schmerz definiert?

Eine von der Internationalen Gesellschaft zum Studium des Schmerzes bestellte Kommission definiert Schmerz wie folgt: „Schmerz ist eine unangenehme sensorische und emotionale Erfahrung, die in Verbindung mit tatsächlichen oder drohenden Gewebsschädigungen auftritt oder in Begriffen solcher Gewebsschädigungen beschrieben wird". Der Schmerz wird somit als eine auf eine bestimmte Körperregion lokalisierbare Sinnesempfindung beschrieben, die als „unangenehm" eingestuft wird.

Das Empfinden von Schmerz erfüllt verschiedene Funktionen. So spricht man vom Schmerz als Sinneswahrnehmung, als Warnsignal oder als Emotion. Der Schmerz als Sinneswahrnehmung zeigt eine drohende oder schon erfolgte Gewebsschädigung irgendwo im Körper an, vergleichbar etwa mit den Sinneseindrücken Sehen, Hören, Schmecken oder Riechen. Dabei wird ein physikalischer Reiz – wie Lichtwellen beim Sehen oder Schallwellen beim Hören ist es im Falle des Schmerzes die Gewebsschädigung – in eine elektrische Erregung der Nerven umgesetzt. Das beinhaltet Aufnahme der Information durch ungezählte, über den gesamten Körper verteilte spezifische Sensoren. Diese Information wird über mehrere Zwischenstationen zum Gehirn weitergeleitet und dort verarbeitet. Die Antwort darauf besteht in der sachlichen Feststellung: „Mein Backenzahn schmerzt" oder „Mein linker Schuh drückt, und dadurch schmerzt mein kleiner Zeh".

Wie wird Schmerz bewertet?

Die Bewertung des Schmerzes sowohl durch die Medizin wie auch durch den Kranken selbst hat sich in den letzten hundert Jahren grundlegend gewandelt: Die Medizin betrachtete bis in unser Jahrhundert hinein den

Der Schmerz wird im Gehirn nach dem Ort seiner Entstehung sowie nach der Dauer und Intensität analysiert.

Der Begriff „Schmerz" umfaßt eine Reihe von Bedeutungen und kann unter unterschiedlichen Gesichtspunkten gesehen und verstanden werden, die jedoch immer komplex miteinander verknüpft sind.

Was versteht man unter Schmerz?

Schmerz vorwiegend als ein Mittel zur Diagnosefindung und beurteilte ihn im wesentlichen nach der Art und dem Ort seines Auftretens. Für den Kranken hatte in den weitgehend religiös geprägten Gesellschaften der Schmerz mehr oder weniger die Bedeutung einer Prüfung, die es zu bestehen galt. Erst mit der Einführung und Verfügbarkeit synthetischer Mittel, die fiebersenkend und schmerzlindernd wirken, wie der Acetylsalicylsäure, wurde der Schmerz zu einer behandelbaren Größe und somit zu einem anerkannten medizinischen Problem. Zudem hat sich die Lebenserwartung seit Mitte dieses Jahrhunderts beträchtlich verlängert. Das hohe Alter wird jedoch vermehrt begleitet von Verschleiß- und Abnützungsschäden, die vorrangig an den Gelenken auftreten und mit zum Teil starken, behandlungsbedürftigen Schmerzen einhergehen.

Was geschieht in der Schmerzforschung?

Das in den letzten zehn bis fünfzehn Jahren stark zunehmende Interesse von Öffentlichkeit und Medizin an den Fragen zum Schmerz führte zu einer intensiven Forschungstätigkeit über Ursachen, Verarbeitung und Behandlung von Schmerzen. Eine „Internationale Gesellschaft zum Studium des Schmerzes" formierte sich, in der neueste Erkenntnisse zum Thema Schmerz erarbeitet und vorgestellt werden.

Die Wissenschaft macht große Fortschritte in der Erforschung von Schmerzen, ihren Ursachen sowie möglichen Therapieformen.

Schmerz als Warnsignal des Körpers

Schmerz ist immer auch ein Mittel des Körpers, aufgrund eines bestimmten Defektes Alarm zu schlagen. Ohne Schmerzsinn (wie bei Verlust der Schmerzwahrnehmung durch Zerstörung von Nervenfasern bei Lepra oder bei bestimmten Erkrankungen des Rückenmarkes) können Mensch und auch Tier in lebensbedrohliche Situationen geraten. Anders als bei einem Ausfall von

Der Schmerz ist ein „Schadensfrühwarnsystem".

Länger andauernder Schmerz kann chronisch werden und hat dann seine ursprüngliche Funktion als Schadensmelder weitgehend eingebüßt.

Je nachdem, ob der Schmerz als nichtig oder als bedrohlich bewertet worden ist, erfolgt vom Gehirn eine Rückmeldung an bestimmte Muskelgruppen. So bewirken die Gesichtsmuskeln ein „schmerzverzerrtes Gesicht", bei chronischen Schmerzen kennt man „die Leidensmiene" oder die gekrümmte Schonhaltung bei Bauchschmerzen.

Die Messung des Schmerzes wird als „Algesimetrie" bezeichnet.

anderen Sinnessystemen, wie Sehen oder Hören, die sich gegenseitig weitgehend kompensieren können, gibt es für die Schmerzwahrnehmung eine solche Ausgleichsmöglichkeit nicht.

Daß dieses Alarmsignal nicht einfach überhört wird, dafür sorgt eine weitere Seite des Schmerzes – der Schmerz als Emotion. Schmerz äußert sich immer als unangenehmes Gefühl, das abhängig von seiner Intensität und Dauer mit Angst, Schrecken und eventuell sogar mit Aggression verknüpft ist. Und selbst Schmerzen, die eher ein freudiges Ereignis anzeigen, wie der Geburtsschmerz, gehen häufig mit Angstzuständen einher. Umgekehrt kann aber gerade ein solcher Schmerz durch vorher trainierte Entspannungsübungen und spezielle Atemtechniken zur Bekämpfung der Angst deutlich vermindert und somit leichter erträglich werden. Das Schmerzerlebnis setzt sich aus einer Reihe von einzelnen Komponenten zusammen, die durch das Zusammenwirken von Funktionsketten obligatorisch untereinander verknüpft sind. Dies trägt zu der Bewertung des Schmerzerlebnisses im Gehirn bei: So kann ein kurz dauernder Schmerz wie bei dem Einstich zu einer Injektion als nichtig erkannt und abgetan werden, oder der Schmerz meldet „höchste Alarmstufe für Leib und Leben" wie bei der akuten Entzündung der Bauchspeicheldrüse oder bei einer Nierenkolik.

Kann man Schmerzen messen?

Schmerz ist eine rein subjektive Erfahrung. Man ist bemüht, den Schmerz meßbar und damit auch vergleichbar zu machen, um die Wirkung der unterschiedlichen Schmerzbekämpfungsmaßnahmen bewerten zu können. Dazu bedient man sich verschiedener Methoden. An freiwilligen Versuchspersonen wird durch Anwendung von thermischen, elektrischen oder mechanischen Rei-

Was versteht man unter Schmerz?

zen einerseits die „Schmerzschwelle" (eben gerade wahrnehmbarer Schmerz) und andererseits die „Schmerztoleranzschwelle" (nicht mehr ertragbarer Schmerz) ermittelt. Auf einer Schmerzanalogskala von 0 bis 10 kann die experimentell ausgelöste Schmerzintensität angegeben werden, die jederzeit auf Wunsch unterbrochen werden kann. Die „klinische Algesimetrie" bewertet schmerzlindernde Maßnahmen an tatsächlich vorhandenen Schmerzen. Auf einer subjektiven Schmerzanalogskala, die von 0 (kein Schmerz) bis 10 (stärkster vorstellbarer Schmerz) reicht, wird über einen längeren Beobachtungszeitraum das Schmerzgeschehen in einem Schmerztagebuch aufgezeichnet. Die Verlaufsbeobachtung chronischer Schmerzen erfolgt durch die Bestimmung des Schmerzindex, in dem mehrere Faktoren wie Zeitdauer, Intensität, Medikamentenwirkung und die Grundstimmung vom Patienten in Ziffern angegeben werden. Daraus läßt sich ein Langzeitprotokoll der Schmerzsituation und des Behandlungserfolges erstellen.

Objektiv erfaßbare Schmerzreaktionen wie Pupillenweite, Hautleitfähigkeit und evozierte Potentiale in der Hirnstromkurve sind Meßwerte in der „objektiven experimentellen Algesimetrie". Durch Kombination beider Verfahren kommt man zur „mehrdimensionalen Algesimetrie".

Funktion von Schmerz

- Sinneswahrnehmung (erfaßt den Schmerz durch Bestimmung der schädigenden Einwirkung nach Ort, Dauer und Intensität)
- Vegetative Begleitreaktionen (wie Veränderungen bei Blutdruck, Herzaktion, Atmung, Schweißsekretion)
- Gefühlskomponente (als unangenehmes Empfinden)
- Motorische Komponente (als unwillkürliche Fluchtreaktion / Reflexbewegung, z. B. die Hand von der heißen Herdplatte wegziehen)
- Kognitive Komponente (mit einer Bewertung des Schmerzerlebnisses bezüglich seiner Bedeutung für die Existenz des Individuums)

Wie entstehen Schmerzen?

Lebende, höhere Organismen besitzen eine sehr wirksame Einrichtung zum Schutze gegen schädliche Einflüsse, die sowohl von außen als auch von innen einwirken können – den Schmerz. Das komplizierte Geschehen, das zur Schmerzwahrnehmung und deren Beantwortung führt, ist an ein perfekt funktionierendes Nervensystem gebunden.

Aufgebaut ist dieses System aus hochspezialisierten erregbaren Zellen, den Nervenzellen, die miteinander vielfältig vernetzt sind. Eine Nervenzelle mit ihren Fortsätzen – den Dendriten und dem Axon – ist die kleinste funktionelle Einheit des Nervensystems. Diese Fortsätze werden gebündelt zu Nervensträngen, die der Aufnahme, Weiterleitung sowie der Beantwortung von Informationen dienen und als „peripheres Nervensystem" bezeichnet werden.

Das menschliche Gehirn enthält schätzungsweise etwa 100 Milliarden Nervenzellen, das entspricht ungefähr der Anzahl der Sterne im Milchstraßensystem.

Wie ist eine Nervenzelle aufgebaut?

Die Nervenzelle besteht aus dem pyramiden-, manchmal auch kugelförmigen Zellkörper mit dem Zellkern und einer großen Zahl von Fortsätzen. Wie in allen anderen Körperzellen laufen im Zellkörper alle lebenswichtigen biochemischen Funktionen wie z. B. die Energieumwandlung ab. Die Besonderheit der Nervenzelle sind ihre Fortsätze, von denen zwei verschiedene Typen unterschieden werden: Dendriten und Axon. Die Dendriten sind dünne, oftmals reich verzweigte Fortsätze des Zellkörpers, die der Aufnahme von Signalen dienen. Die meisten Nervenzellen haben bis zu mehrere tausend Dendriten. Das Axon ist ein in der Regel in der Einzahl vorkommender Fortsatz der Nervenzelle, durch welchen die aufgenommenen Signale auf andere Nervenzellen oder auf das Erfolgsorgan, beispielsweise eine Muskelzelle, übertragen werden. An seinem Ende verbreitert

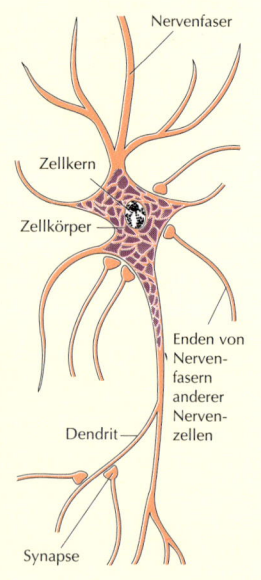

Darstellung einer Nervenzelle

Was versteht man unter Schmerz?

sich das Axon zu dem sogenannten Nerv-Terminal, in dem in feinsten bläschenförmigen Strukturen Botenstoffe – Neurotransmitter – gespeichert sind, die bei Erregung freigegeben werden.

Die Stelle, wo das Signal von einer Nervenzelle auf die andere durch eben jene chemischen Botenstoffe weitergegeben wird, nennt man Synapse (von griechisch: „Synhapsis" = Verknüpfung). Jede Nervenzelle kann bis zu mehrere tausend solcher Synapsen aufweisen.

Das Axon kann von einer Isolierschicht ummantelt sein, dem Myelin, das nur in bestimmten Abständen unterbrochen ist. Solche ummantelten und daher dickeren Nervenfasern leiten schnell, weil sich das elektrische Signal von einer Unterbrechungsstelle zur nächsten sprungartig fortsetzt. Andere Nervenfasern haben keine Isolierschicht. Die Nervenleitung erfolgt hier deutlich langsamer. Im Falle der Schmerzleitung führt die Erregung des einen oder des anderen Nerventyps zu einer unterschiedlichen Schmerzempfindung.

Die Funktion des Nervensystems besteht aus drei nacheinander ablaufenden Vorgängen:
1. Informationsaufnahme
2. Informationsverarbeitung
3. Informationsbeantwortung

Wie erfolgt die Informationsaufnahme?
Die Aufnahme von Informationen erfolgt durch spezifische Empfänger – die Rezeptoren. Ein primärer physikalischer oder chemischer Reiz wird in dem Rezeptor in ein elektrisches Signal des Nerven umgewandelt. Das entspricht der Verschlüsselung einer Nachricht und wird deshalb als „Kodierung" bezeichnet. Der Rezeptor ist ebenfalls Teil einer jeden Nervenzelle. Von den Nervenzellen wird die Information über die Nervenstränge an das Gehirn weitergeleitet.

Wie läuft die Informationsverarbeitung im Zentralnervensystem ab?
Rückenmark und Gehirn bilden gemeinsam das Zentralnervensystem, in dem durch mannigfache Verknüpfun-

gen und Vernetzungen der einzelnen Nervenzellen die Informationsverarbeitung stattfindet. Die Übertragung eines Signals von einer Nervenzelle auf die andere erfolgt auch hier durch Botenstoffe.

Einige Nervenfasern sind von einer fettähnlichen Isolierschicht umgeben, die nur in gewissen Abständen unterbrochen ist. Die Erregungsleitung in diesen Nerven „springt" von Unterbrechungsstelle zu Unterbrechungsstelle mit hoher Geschwindigkeit (15 bis 25 Meter pro Sekunde). Andere Nerventypen besitzen nur eine dünne oder aber gar keine Isolierschicht. Die Erregungsleitung erfolgt „kriechend" und demzufolge langsam (2 bis 5 Meter pro Sekunde). Schadensinformationen, die durch diese oder jene Nerven aufgenommen und weitergeleitet werden, führen so zu ganz unterschiedlichen Schmerzwahrnehmungen.

Das Zentralnervensystem ist zum Schutz gegen äußere Einwirkungen umgeben von Knochen – Schädelkapsel und Wirbelkanal – und schwimmt zusätzlich in einer Flüssigkeit, dem Liquor, durch den Stöße und Erschütterungen gemildert werden können.

Das Rückenmark mißt etwa 40 bis 50 Zentimeter in der Länge und ca. einen Zentimeter im Durchmesser und ist von dem knöchernen Wirbelkanal umgeben, aus dessen seitlichen Öffnungen jeweils zwischen zwei Wirbeln segmentweise die Nervenstränge ein- beziehungsweise austreten. Im Gehirn und Rückenmark finden sich helle, weißlich erscheinende und graue Partien. Die weiße Substanz besteht aus gebündelten Nervensträngen und hat ihre Farbe vorwiegend durch die sie umgebenden Markscheiden. Die graue Substanz setzt sich aus Nervenzellen und Dendriten sowie Blutgefäßen zusammen. Sie bedeckt die Oberfläche von Groß- und Kleinhirn, ist diffus überall im Inneren des Gehirns als „Kerne" oder „Ganglien" verstreut und bildet den zentralen Inhalt des Rückenmarks.

In der umgebenden weißen Substanz verlaufen die zum Gehirn hinführenden und aus ihm wegführenden Nervenbahnen, die sich nach ihrem Austritt aus dem Wirbelkanal zu einem gemeinsamen Nerven vereinen.

Was versteht man unter Schmerz?

Kopfwärts setzt sich das Rückenmark als sogenanntes „Verlängertes Mark" (Medulla oblongata) in die knöcherne Schädelkapsel fort. Hier findet die automatische Regulation von solch lebenswichtigen Funktionen wie Atmung oder Kreislauf statt. Über das Stammhirn wölbt sich das Großhirn, das ein Relief von Windungen aufweist, wodurch eine ungeheure Vergrößerung der Oberfläche, nämlich auf ca. 1200 Quadratmeter für jede Hirnhälfte erreicht wird. Das ist ein Kunstgriff der Natur, Platz zu schaffen für die vielen Milliarden Nervenzellen, die die graue Hirnrinde des Großhirns bilden. Darunter liegt wieder weiße Substanz, bestehend aus Nervenfasern, die die einzelnen Hirnteile untereinander vernet-

Die beiden Hirnhälften sind nicht gleichwertig: Beim Rechtshänder dominiert die linke Hirnhälfte, die andere Hirnhälfte wird als „subdominant" bezeichnet.

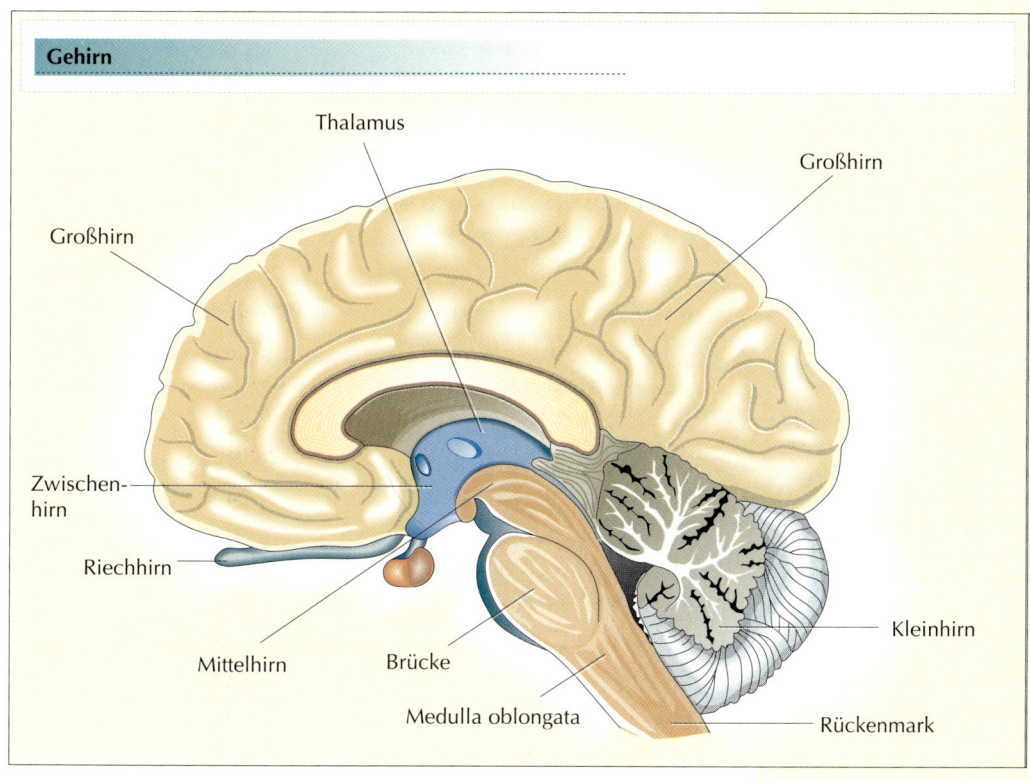

Gehirn

Zwischen Stammhirn und Großhirn befindet sich das Limbische System, eine Nervenzellanhäufung von der im ständigen „Gegensprechverkehr" mit dem Großhirn die Emotionen ausgehen.

zen, die aber gleichzeitig auch beide Hirnhälften miteinander verbinden.

Was geschieht bei der Informationsbeantwortung?

Vom Zentralnervensystem geht in einem dritten Vorgang die Informationsbeantwortung aus. Der Reflex, der immer unwillkürlich abläuft und sich daher auch nicht steuern läßt, ist ein solcher Vorgang.

Bei einer willkürlichen, durch einen Entschluß bestimmten Informationsbeantwortung läuft meistens eine komplizierte Abfolge von Reaktionen ab wie etwa: Man hört ein Geräusch (Informationsaufnahme) – kann seine Herkunft analysieren oder auch nicht (Informationsverarbeitung) – springt auf, um aus dem Fenster zu sehen (Informationsbeantwortung). Dies ist eine bewußte, der Willkür unterstellte Handlung. Sie benutzt das System der motorischen Nerven, die von der motorischen Hirnrinde zu den Muskeln ziehen.

Was bewirkt das autonome Nervensystem?

Es gibt aber auch eine von der Willkür weitgehend unabhängig ablaufende Informationsaufnahme, -verarbeitung und -beantwortung, die durch das autonome oder vegetative Nervensystem erfolgt. Das autonome Nervensystem reguliert meist unbewußt ablaufende Körperfunktionen wie Kreislauf, Herzaktion, Atmung, Verdauungstätigkeit oder Wärmeregulation. Das Bewußtsein wird zwar häufig informiert, aber vom Entscheidungsprozeß, der Informationsverarbeitung, weitgehend ausgeschlossen. Es gliedert sich anatomisch und funktionell in das sympathische und das parasympathische Nervensystem. Nur der Sympathikus hat Bedeutung für und Einfluß auf das Schmerzgeschehen. Die Nerven im autonomen Nervensystem haben keine Myelinschicht, daher leiten sie Informationen nur langsam.

Muskeln oder Drüsen sind Zielorgane der Informationsbeantwortung.

Was versteht man unter Schmerz?

Sympathikus und Parasympathikus bewirken in der Regel entgegengesetzte Reaktionen auf die Körperfunktionen: So steuert der Sympathikus die unwillkürlichen Funktionen, die den Organismus aktivieren. Atmung und Herzaktion werden verstärkt, der Blutdruck steigt an, Zucker wird aus den Glycogenspeichern in Muskeln und Leber freigesetzt, die Pupillen erweitern sich. Der Sympathikus hat die Form einer Strickleiter, die seitlich vor der Wirbelsäule liegt. An jedem Segment treten auch sympathische Nervenfasern in das Rückenmark ein und werden dort über die Synapsen mit den Nerven aus dem willkürlichen Nervensystem verknüpft. Bei jeder Schmerzreaktion ist auch eine sympathische Begleitreaktion mit dabei. Der Parasympathikus hat seine Zentren in bestimmten Kerngebieten von Hirnnerven. Der Vagus ist ein bekannter parasympathischer Nerv. Er drosselt die Herzreaktion und kurbelt die Verdauung an.

Das autonome Nervensystem bewirkt die Speichelsekretion beim Geruch einer appetitlichen Speise oder das Schwitzen bei zu hoher Temperatur.

An der Alarmreaktion Schmerz ist der Parasympathikus nicht direkt beteiligt.

Wie sehen automatische Schmerzreaktionen aus?

Die sympathische Schmerzreaktion, freigesetzt eben durch den Sympathikus, äußert sich konkret in Übelkeit, Schweißausbruch und Blutdruckabfall. Daher werden einige Menschen bei starker Schmerzeinwirkung auch ohnmächtig oder müssen sich übergeben. Jeder Schmerzreiz hat jedoch seinen eigenen Charakter und entsprechend noch andere automatische Informationsbeantwortungen zur Folge.

So bewirkt z. B. Oberflächenschmerz, d. h. Schmerzeinwirkungen auf die Haut, hervorgerufen von Nadelstichen, Quetschungen oder Hitze, automatisch Fluchtreflexe. Die Hand wird automatisch von der heißen Herdplatte oder der Fuß bei einem Tritt auf einen spitzen Gegenstand zurückgezogen. Auch Juckreize, die rein physiologisch ebenfalls den Schmerzen zuzuordnen sind, machen das Kratzen zur obligatorischen Reaktion.

Welche Schmerzarten gibt es?

In jedem Organ finden sich vorgeschobene Schadensfühler. Diese Schadensfühler sind Endigungen von Nervenzellausläufern, die die Funktion eines Sinnesorgans für Schadensereignisse haben, mit dem Rückenmark verbunden sind und auf diesem Wege mit dem Gehirn. Der Schmerz wird je nach seinem Ausgangsort unterschieden.

Gehirn sowie Leber- und Lungengewebe haben keine Schmerzempfindung.

Was versteht man unter Gewebsschmerz?

Der meist gut zu ortende Gewebsschmerz kann von der äußeren oder inneren Körperoberfläche – Haut oder Schleimhaut – ausgehen. In diesem Fall nennt man ihn Oberflächenschmerz. Er kommt aus der Haut wie beispielsweise bei Abschürfungen oder Verbrennungen sowie aus den die inneren Oberflächen auskleidenden Schleimhäuten, wie beim Halsschmerz. Der Oberflächenschmerz wird durch zwei funktionell und anatomisch verschiedene Nervenarten aufgenommen und weitergeleitet und als sogenannter „erster" oder „zweiter Schmerz" unterschiedlich empfunden.

Wie entsteht Tiefenschmerz?

Von Tiefenschmerz spricht man immer dann, wenn eine Schädigung in den tieferen Gewebsstrukturen auftritt, also in den Knochen, Muskeln, Sehnen, Gelenken oder dem Bindegewebe. Verursacht werden sie durch mechanische oder entzündliche Einwirkungen auf diese Körpergewebe. Der Schmerz bei Sehnenscheidenentzündung oder der starke Knochenhautschmerz beim Stoß gegen das Schienbein wie auch der Schmerz beim Knochenbruch gehören in die Kategorie Tiefenschmerz. Schmerzen, die aus entzündeten oder verschlissenen Gelenken kommen, wie bei der Arthritis oder Arthrose, sind ebenfalls dieser Schmerzart zuzuordnen.

Der „erste Schmerz" ist schnell, scharf, stechend, gut abgrenzbar wie bei einem Nadelstich. Der „zweite Schmerz" tritt langsamer auf, ist dumpfbohrend, anschwellend, zuweilen auch brennend wie bei Zahnschmerzen.

Was versteht man unter Schmerz?

Was bedeutet Eingeweideschmerz?

Wie der Name bereits vermuten läßt, geht der Eingeweideschmerz von den inneren Organen des Brust-, Bauch- und des Beckenraumes aus. Eine Dehnung von Hohlorganen, wie bei Gallen- oder Nierensteinen, die eine Kolik auslösen können, Sauerstoffmangel im Gewebe, wie er am Herzen durch Verengung der Herzkranzgefäße auftreten kann und zu dem Angina pectoris-Schmerz führt, Schleimhautschädigungen wie beim Magen- oder Zwölffingerdarmgeschwür sowie Dehnungen von Kapseln der Eingeweideorgane wie Leber oder Niere signalisieren durch den Schmerz „Gefahr"!

Der Tiefenschmerz wie auch der Oberflächenschmerz sind weitgehend genau lokalisierbar. Beide gehören zu den Gewebsschmerzen.

Wann spricht man von akutem Schmerz?

Der akute Schmerz tritt plötzlich auf und wird ausgelöst durch eine mittelbare Gewebsschädigung. Hervorgerufen wird diese z. B. durch eine Bakterien- oder Virusinfektion, mechanische Einwirkungen wie Stoß, Quetschung oder Schlag, Kälte oder Wärme, aber auch durch Strahlen. Akuter Schmerz dient als Warnsignal, ist gleichzeitig das Symptom einer Erkrankung und führt zu deren Erkennung. Der Körper reagiert auf einen „akuten Notfall" mit Schmerzen. Manchmal kann diese Notfallsreaktion die eigentliche Schmerzursache noch weiter verschlechtern. So signalisiert der Herzschmerz bei einem Herzinfarkt dem Gehirn: „höchste, existenzielle Lebensgefahr". Dadurch werden bestimmte Mechanismen in Gang gesetzt wie Umverteilung des Blutes, Aktivierung der Herzarbeit, Adrenalinfreisetzung, die die Energiesituation des Herzens durch den gesteigerten Sauerstoffbedarf aber noch weiter verschlechtern und das gefürchtete Kammerflimmern auslösen können.

Akuter Schmerz ist häufig stark, aber zeitlich begrenzt. Denn mit der Heilung ist die Schmerzursache und damit auch der Schmerz beseitigt.

Der akute Schmerz zwingt zu Ruhe und Inaktivität und verbessert so die Heilungschancen. Ein entzündetes Gelenk kann nur mit äußerster Willenskraft gegen den Schmerz bewegt werden. Hier übt der Schmerz eine Schutzfunktion aus, um weitere Schädigungen zu vermeiden und den Reparaturprozeß, den die Entzündung darstellt, zu begünstigen.

Was versteht man unter chronischem Schmerz?

Leidet ein Patient über mehrere Wochen hinweg an ständigen Schmerzen, z. B. Kopf- oder Rückenschmerzen, und tauchen diese Schmerzen in regelmäßigen Abständen immer wieder auf, dann spricht man davon, daß der Schmerz chronisch geworden ist.

Wie kommt es zu chronischem Schmerz?

Bei einer Dauer von drei bis sechs Monaten und länger hat der Schmerz seine Funktion als Warnsignal weitgehend verloren. Häufig findet sich auch keine so eindeutige Beziehung mehr zwischen dem Ausmaß der nachweisbaren Organschädigung und der Schmerzintensität. Beim chronischen Schmerz kommt es mit der Zeit zunehmend zu einer Loslösung des Schmerzerlebnisses von der ursprünglich zugrundeliegenden Krank-

Schmerz kann durch ständige Wiederholung regelrecht „erlernt" werden. Moderne psychologische Verfahren versuchen, durch geeignete Methoden das Gehirn dahin zu bringen, die Melodie „Schmerz" zu vergessen, diese bestimmte Prägung im Gehirn zu löschen.

Unterschied zwischen akutem und chronischem Schmerz

	akuter Schmerz	chronischer Schmerz
Dauer	Stunden bis Tage	Monate bis Jahre
Bedeutung	positiv: Warnfunktion	negativ: keine sinnvolle Funktion
Lokalisation	meist lokalisiert	häufig diffus
Ursache	meist peripher	häufig zentral, psychogene Beteiligung
Verlauf	schnelle Besserung	häufig fortschreitende Verschlechterung
Begleitsymptome	Unruhe, Bewegungsdrang "Fluchtverhalten" Vertiefung und Beschleunigung der Atmung Pupillenerweiterung kalter Schweiß, Blässe Angst	Schlaflosigkeit, Reizbarkeit Aggression Verlangsamung der Bewegung verminderte soziale Kontakte verminderte Toleranz gegen Schmerzen (maskierte) Depression

heit. Das bedeutet: Der chronische Schmerz ist ein sinnloser Schmerz. Er wird dadurch zu einer selbständigen und behandlungsbedürftigen Krankheit.

Neuere Forschungen haben ergeben, daß der chronische Schmerz in den schmerzverarbeitenden Hirnregionen tiefgreifende biochemische Veränderungen bewirkt, die das Durchschalten der Sinneswahrnehmung „Schmerz" zum Bewußtsein erleichtern. Der Prozeß erinnert an die Gedächtnisleistung beim Auswendiglernen eines Gedichtes oder einer bestimmten Melodie. So wie bei bestimmten Situationen zwangsweise immer wieder Zeilen dieses Gedichtes oder der Melodie im Gedächtnis auftauchen, kann auch der „erlernte Schmerz" obsessiv verknüpft werden mit bestimmten, situationsbedingten Auslösern.

Welche Folgen haben chronische Schmerzen?

Nicht nur, daß lang anhaltende Schmerzen den Betroffenen stark einschränken – viele Dinge des täglichen Lebens können nicht mehr schmerzfrei absolviert werden –, der chronische Schmerz kann darüber hinaus über permanente Angstzustände zu schweren psychischen Veränderungen führen, bis hin zur Persönlichkeitsauflösung.

Ähnlich wie sich beim akuten Schmerz die Unruhe und der Bewegungsdrang von einer ursprünglich sinnvollen Verhaltensreaktion zu einer unter Umständen schädlich auswirkenden pervertieren kann (Beispiel: Herzinfarkt), hat auch der chronische Schmerz neuronale Verknüpfungen von seiner ursprünglichen Funktion als Warnsignal beibehalten. Ein Alarmzustand verträgt sich aber nicht mit Entspannung und Schlaf.

Einerseits ist das Einschlafen verzögert, und zudem wird über ständiges Erwachen während der Nacht und große Mühe beim Wiedereinschlafen geklagt. Der

Schlaflosigkeit ist eine der häufigsten Begleitsymptome bei chronischen Schmerzen.

Sogar Kleinigkeiten, wie ein angestoßener Zeh oder ein harmloser Küchenunfall beim Gemüseschneiden, werden vom chronisch Kranken als Unglück empfunden und beklagt.

Chronische Schmerzen können die Lebensqualität des Betroffenen stark herabsetzen und zu schweren Depressionen führen.

Kranke beginnt den Tag daher meist unausgeschlafen, müde und reizbar. Oftmals genügen schon kleine, triviale Bemerkungen aus seiner Umgebung, um ihn hochfahren zu lassen und Familienmitglieder oder Freunde anzuherrschen oder zu beleidigen. Trotz der besten Vorsätze, sich in Zukunft zu beherrschen, wird die Aggression doch immer wieder durchbrechen. Der chronische Schmerzpatient wird ferner bei sich feststellen, daß er immer empfindlicher gegen Schmerzen wird.

Wie verändern chronische Schmerzen den Betroffenen?

Diese Verhaltensänderung: Reizbarkeit in Verbindung mit – wie es die Umgebung sehen mag – Wehleidigkeit führt zu Störungen in den menschlichen Beziehungen. Menschliche Begegnungen und Kontakte werden sowohl bezüglich ihrer Anzahl wie auch ihrer Dauer eingeschränkt. Die Angst vor der sich hinter seinen dauernden Schmerzen verstecken Krankheit kann sein Denken vollkommen in Besitz nehmen, so daß die Welt nur durch die Brille des Leidens gesehen wird. Bald fühlt sich der chronische Schmerzpatient so niedergeschlagen, daß er zu Hause bleibt. Das ist der Anfang zur chronischen Invalidität.

Da die ursprüngliche Funktion des Schmerzes die eines Warnsignals für einen krankhaften Prozeß ist, verfällt der Patient, dessen Schmerzen sich inzwischen verselbständigt haben, in angstvolle Spekulationen über die möglichen körperlichen Ursachen seiner Schmerzen. Je intensiver die Schmerzen empfunden werden, desto bedrohlicher malt er sich die befürchtete Krankheit aus. Er verbringt daher viel Zeit in den Wartezimmern von Ärzten, immer in der Hoffnung, einer möge der geheimnisvollen schmerzhaften Erkrankung auf die Spur kommen. Er wird eine Unmenge von Schmerzmitteln verbrauchen

Was versteht man unter Schmerz?

und schließlich möglicherweise abhängig werden. Nicht selten wird von chirurgischen Interventionen eine radikale Hilfe erhofft. Das mag im Falle einer rasend schmerzenden Hüftgelenksarthrose vielleicht zutreffen. Hier kann das Hüftgelenk operativ durch eine innere Prothese ersetzt werden. Die Hoffnung wird jedoch nicht erfüllt werden, wenn es sich um Schmerzen handelt, die weitgehend durch psychische Faktoren unterhalten werden.

Die Psyche des Patienten spielt bei der Bewertung von Schmerzen eine bedeutende Rolle.

Wie reagiert die Umwelt auf chronische Schmerz-Patienten?

Im Gegensatz zu dem Kranken mit akuten Schmerzen, der sich des Mitgefühls seiner Umgebung ziemlich sicher sein kann, überfordert der chronische Schmerzpatient in seinen Erwartungen häufig seine nächsten Angehörigen oder Freunde. Dies kann zur Folge haben, daß diese sich – müde des ewigen Wehklagens – schließlich von ihm abwenden und ihn vielleicht fühlen lassen, daß sie sein Leiden nicht ernst nehmen. Der Kranke fühlt sich mißverstanden und wird sich noch weiter in sein Schneckenhaus zurückziehen – ein Teufelskreis, den es oft nur mit ärztlicher Hilfe zu durchbrechen gelingt.

Deshalb sollte man sich auch nicht scheuen, die kompetente Hilfe von geschulten Medizinern und Therapeuten anzunehmen. Denn wenn diese Hemmschwelle erst einmal überwunden ist und man auf Verständnis und Hilfe trifft, gelingt es vielen Patienten, offen über ihre Schmerzen und die damit verbundenen Probleme in Familie und Beruf zu sprechen. Wenn dann dieser Knoten gelöst ist, fällt es vielen sehr viel leichter, mit ihren Beschwerden zu leben, und sie können beginnen, sich offensiv damit auseinanderzusetzen. Schnell werden sie erkennen, daß es sehr wohl einen Ausweg aus dem vermeintlichen Teufelskreis gibt.

Menschen mit chronischen Schmerzen ziehen sich immer mehr von der Außenwelt zurück und verzichten auf soziale Kontakte.

Welche Schmerzursachen gibt es?

Chronischer Schmerz kann die verschiedensten Ursachen haben. So bietet der Bewegungsapparat Schmerzen aller Art eine große Angriffsfläche. Eine jahrelange Fehlhaltung kann Wirbelsäule und Bandscheiben derart schädigen, daß es zu massiven Beschwerden kommt. Aber auch rasende Kopfschmerzen entstehen durch ganz unterschiedliche Auslöser und lassen Tausende Tag für Tag leiden, ebenso wie eine eigentlich ausgeheilte Gastritis immer wieder Schmerzen hervorrufen kann. Doch auch seelische Leiden führen oft zu heftigen Schmerzen, die von den Betroffenen als real empfunden werden. Man muß lernen, die Ursachen zu erkennen, die dazu führen können, um sie möglichst zu vermeiden.

Welche Ursachen haben Kopfschmerzen?

Nur 4 Prozent der Bevölkerung von Industriestaaten kennen keine Kopfschmerzen. 14 Prozent haben dagegen an mehr als 30 Tagen im Jahr und weitere 3 Prozent an mehr als 180 Tagen im Jahr Kopfschmerzen.

Immer wiederkehrende Kopfschmerzen gehören zu den häufigsten Beschwerden, die Patienten ärztlichen Rat suchen lassen. Allein in Deutschland leiden etwa 2,4 Millionen Menschen an chronischen Kopfschmerzen. Viele Betroffene sind in ihrem Alltag dadurch stark eingeschränkt, und ihre Lebensqualität kann durch diesen Quäler „Kopfschmerz" stark reduziert sein. Entsprechend der medizinischen wie auch wirtschaftlichen Bedeutung des Kopfschmerzes wurden durch eine „Internationale Gesellschaft zum Studium des Kopfschmerzes" (International Headache Society – IHS) Richtlinien zur Klassifikation der verschiedenen Kopfschmerztypen und deren Therapie erarbeitet, wonach es möglich ist, die Mehrzahl der Kopfschmerzerkrankungen wirkungsvoll zu behandeln. Nach seinen Hauptmerkmalen wird der Kopfschmerz in die verschiedenen Kopfschmerztypen eingeteilt:

Welche Kopfschmerzen gibt es?

- Kopfschmerz aufgrund anderer Erkrankungen
- Migräne
- Spannungskopfschmerz
- Kombinationskopfschmerz
- Clusterkopfschmerz
- Anstrengungskopfschmerz
- Dauerkopfschmerz durch Medikamentenmißbrauch
- Nackenkopfschmerz

Kopfschmerzen gehören mit zu den am häufigsten chronisch auftretenden Schmerzen. Wie die Darstellung zeigt, läßt sich dieses Symptom auf zahlreiche Ursachen zurückführen. Oft sind es harmlose Gründe, wie Verspannungen, manchmal muß man aber auch an eine ernste Krankheit denken, die als eine von mehreren möglichen Begleiterscheinungen auch Kopfschmerzen verursachen kann.

Auf welche anderen Erkrankungen können Kopfschmerzen hinweisen?

Das Gehirn selbst ist empfindungslos, da es keinerlei Schmerzrezeptoren aufweist; dagegen sind die Hirnhäute sowie die das Gehirn versorgenden Gefäße reichlich mit Schmerzfühlern ausgestattet. Krankhafte Prozesse, die sich in der Gehirnsubstanz selbst abspielen, wie die Alzheimer Erkrankung, gehen daher gar nicht mit Schmerzen einher.

Mit der Zeit zunehmende, schwere Kopfschmerzen können in manchen Fällen ein erster Hinweis auf einen Druckanstieg innerhalb des Schädelraumes sein, wie bei raumfordernden Tumoren oder bei Abflußbehinderungen des Liquors (Hirnwasser). Auch entzündliche Prozesse an den Hirnhäuten sowie krankhafte Veränderungen an den das Gehirn versorgenden Gefäßen gehen mitunter mit starken Kofschmerzen einher.

Restzustände von Einblutungen in das Gehirn, als Folgezustand eines Schlaganfalls, können bei bestimmter Lokalisation dumpfe Kopfschmerzen verursachen. Auch nach abgelaufenen Hirntraumen, wie z. B. nach einer Gehirnerschütterung, klagen die Betroffenen nicht selten über lang anhaltende Kopfschmerzen. Eine nicht erkannte Depression kann sich ebenso als Kopfschmerz manifestieren.

Bei all diesen symptomatischen Kopfschmerzen muß zunächst die Grundkrankheit behandelt werden. Nach vollständiger Ausheilung der eigentlichen Krankheit verschwindet dann auch in vielen Fällen der sie begleitende Kopfschmerz.

Eine häufige Ursache für lang anhaltende Kopfschmerzen kann ein nicht erkannter und daher auch nicht behandelter Bluthochdruck sein. Mit der Normalisierung des Blutdruckes verschwinden meist auch die Kopfschmerzen.

Volkskrankheit Migräne?

Es wird geschätzt, daß etwa 8–12 Prozent der Bevölkerung zeitweise an Migräne leiden. Dabei sind die Frauen im Verhältnis drei zu eins überrepräsentiert. Bei ihnen tritt die Migräne häufig vor oder während der Menstruation auf. Auch im Kindesalter gibt es schon Fälle von Migräne. Hierbei ist die Geschlechtsverteilung ausgeglichen.

Für das Auftreten der Migräne besteht eine familiäre Veranlagung von etwa 60 Prozent; das bedeutet, wenn ein Elternteil unter Migräne leidet, beträgt die Wahrscheinlichkeit für die Kinder, ebenfalls im Laufe ihres Lebens eine Migräne zu entwickeln, 60 Prozent.

Woran erkennt man einen Migräneanfall?

Die Migräne äußert sich in charakteristischer Weise und läßt sich dadurch gegen andere Kopfschmerzformen in den meisten Fällen leicht abgrenzen: Sie tritt anfallsweise auf in Attacken, die von drei bis vier Stunden bis zu drei Tagen anhalten können und die von beschwerdefreien Intervallen unterbrochen sind. Der Schmerz ist meist einseitig lokalisiert und wird als pochend, hämmernd, pulsierend, synchron mit dem Herzschlag empfunden.

Typisch für die Migräne ist, daß bestimmte Faktoren wie Wetterwechsel, Alkoholgenuß, aber auch Nahrungsmittel wie chinesisches Essen, Zitrusfrüchte oder Käse das Auftreten der Migräne begünstigen können. Ebenso können auch Änderungen im Schlaf-Wach-Rhythmus bei Langstreckenflügen sowie hormonelle Faktoren, wie die Menstruation, einen Migräneanfall auslösen.

Wetterwechsel, Alkoholgenuß, das Einsetzen der Menstruation bei Frauen, aber auch bestimmte Nahrungsmittel können einen Migräneanfall auslösen.

In vielen Fällen äußert sich die Migräne so charakteristisch, daß der Patient schon mit der Verdachtsdiagnose „Migräne" den Arzt aufsucht. Mit bestimmten gezielten Fragen kann der Arzt dann meist ohne komplizierte weitere Untersuchungen die Diagnose bestätigen oder ablehnen.

Gibt es unterschiedliche Migräneformen?

Ein Migräneanfall, der mit den geschilderten Symptomen – klopfender, halbseitiger Kopfschmerz, Übelkeit,

Welche Schmerzursachen gibt es?

Lichtscheu und/oder Lärmempfindlichkeit – ohne Vorboten beginnt, wurde früher „einfache Migräne" genannt. Die moderne Klassifikation bezeichnet diese Form der Migräne als „Migräne ohne Aura" im Unterschied zu der „Migräne mit Aura". Bei einer weiteren, ebenfalls der Migräne zuzurechnenden Form, der „Migräne-Aura ohne Kopfschmerz" treten lediglich die geschilderten Aurasymptome auf, ohne daß eine Episode von Kopfschmerzen folgt.

Die „Aura", die etwa 15 bis 60 Minuten vor der eigentlichen Kopfschmerzattacke den Migräneanfall ankündigt, äußert sich vor allem in Sehstörungen, wie Augenflimmern auf der selben Seite, auf der der Kopfschmerz auftritt, eventuell Sprachstörungen, das Gefühl von Ameisenkribbeln an Armen und Beinen und nicht selten eine depressive Verstimmung mit erhöhter Reizbarkeit.

Eine besonders schwere, wenn auch seltene Form der Migräne, die fast nur im Kindes- und Jugendalter auftritt, geht mit Sprachstörungen, wie dem Gefühl der „schweren Zunge", Schwindel und Gleichgewichtsstörungen, Doppelbildern und Ohrgeräuschen einher. Manchmal kommt es sogar zum Bewußtseinsverlust. Diese Migräne spielt sich hauptsächlich in dem großen Gefäßgebiet an der Hirnbasis (Basilaris) ab und wird daher als „Basilaris-Migräne" bezeichnet.

In manchen Fällen hält der Migräneanfall trotz Behandlung – eventuell mit kurzen Unterbrechungen von wenigen Stunden – tagelang an. In diesen Fällen könnte der Dauerkopfschmerz eventuell durch vorangegangene, zu häufige Einnahme von Schmerzmitteln verursacht sein. Eine medikamentöse Weiterbehandlung mit den üblichen Migränemitteln ist dann demzufolge nicht nur sinnlos, sondern kann die Schmerzphase noch beträchtlich verlängern.

Der Migränekopfschmerz tritt nicht plötzlich auf, sondern nimmt üblicherweise allmählich zu. Körperliche Aktivität verstärkt den Schmerz, der häufig von Übelkeit, Brechreiz sowie Lärm- und Lichtempfindlichkeit begleitet wird.

Nach Abklingen der Migräneattacke fühlen sich die Betroffenen abgeschlagen, matt und reizbar.

Die Migräneprophylaxe zielt darauf ab, Anzahl, Schwere und Dauer der Migräneanfälle zu vermindern.

Was sind die Auslöser für einen Migräneanfall?

Als Ursache für den Migräneanfall wird eine komplizierte Reaktionskette, die von bestimmten Hirnregionen ihren Ausgang nimmt, diskutiert, an der die Überträgerstoffe Serotonin und Noradrenalin beteiligt sind und die letztendlich zu einer Erweiterung von Blutgefäßen im Schädelinneren führt. Diese Gefäßerweiterung bewirkt den Austritt und die Freisetzung von bestimmten Substanzen, wie Bradykinin, Prostaglandinen, Serotonin und Noradrenalin, die ihrerseits Schmerzsensoren erregen oder empfindlicher stellen.

Kann man einem Migräneanfall vorbeugen?

Sollten schwere Migräneattacken
- ◆ regelmäßig mehr als zweimal pro Monat auftreten
- ◆ immer wieder zur Arbeitsunfähigkeit führen
- ◆ nach einer Schmerzmittelentzugstherapie regelmäßig mehrfach pro Monat vorkommen

ist eine vorbeugende Migränebehandlung über sechs bis neun Monate angezeigt.

Ein Schmerztagebuch des Patienten liefert dem Arzt für die Behandlung wichtige Details über das Auftreten der Migräne.

Bei der Migräneprophylaxe hat der Arzt verschiedene Möglichkeiten, mit der gezielten Gabe bestimmter Präparate wie Betarezeptorenblockern, Kalziumantagonisten oder anderen Medikamenten die Häufigkeit der Anfälle zu verringern. Bevor er mit der Behandlung beginnt, wird er den Patienten ein sogenanntes Schmerztagebuch führen lassen, um eine möglichst genaue Anamnese des Kopfschmerzes zu erhalten. Aber auch der Patient selbst kann durch sein Verhalten viel dazu beitragen, die Häufigkeit seiner Migräneanfälle deutlich zu reduzieren. So helfen bestimmte Entspannungsmethoden, aber auch Sport und eine bestimmte Ernährung im Kampf gegen den pochenden Schmerz.

Was bedeutet Clusterkopfschmerz?

Dieser chronischer Kopfschmerztyp hat seinen Namen von dem englischen Wort „cluster" für Traube, Haufen, Schwarm, denn er tritt in Episoden von etwa vier bis zwölf Wochen, den sogenannten Cluster-Episoden, täglich mit Attacken von zwei bis drei Stunden gehäuft auf. Dazwischen liegen meist beschwerdefreie Perioden von mehreren Monaten.

Eine Clusterserie kann mehrere Wochen bis zu einigen Monaten andauern, auf die lange beschwerdefreie Intervalle folgen.

Woran erkennt man Clusterkopfschmerz?

Er äußert sich durch einseitige Schmerzattacken in der Augenhöhle und im Schläfenbereich mit unerträglich bohrender Intensität. Die Schmerzattacken setzen ohne Vorboten plötzlich ein.

Typisch ist sein gehäuftes Auftreten immer zur gleichen Zeit – gleichsam nach einem Fahrplan – meist nachts, kurz nach dem Einschlafen oder in den frühen Morgenstunden, aber auch am frühen Nachmittag. Dies deutet stark darauf hin, daß er durch Biorhythmen mitgesteuert wird.

Während eines Schmerzanfalles kommt es häufig zu Begleiterscheinungen auf der betroffenen Gesichtshälfte. Das Gesicht ist einseitig gerötet, die Nase tropft einseitig oder ist verstopft, ein Auge ist gerötet und tränt. Während der Attacke kann der Betroffene – im Gegensatz zur Migräne – nicht stillsitzen, sondern muß herumlaufen, schaukeln, sich im Oberkörper wiegen oder mit den Beinen wippen. Bei Führung eines Kopfschmerztagebuches zeigt sich, daß die Clusterperioden meist in einem halbjährlichen oder jährlichen Rhythmus auftreten. Die Ursache für den Clusterkopfschmerz ist bisher noch nicht eindeutig erforscht.

Clusterkopfschmerz tritt bei weniger als einem Prozent der Bevölkerung auf und ist damit im Vergleich zu den anderen Kopfschmerzarten relativ selten. Männer sind achtmal häufiger betroffen als Frauen.

Typische Auslöser sind Entspannungssituationen, Flimmerlicht, Aufenthalt in großen Höhen und das zur Behandlung der Angina pectoris verwendete Nitroglycerin.

Was versteht man unter Spannungskopfschmerz?

Der Spannungskopfschmerz kommt häufiger vor als die Migräne. Er tritt meist gegen Ende der dritten Lebensdekade auf und neigt dazu, nach anfänglich episodischem Verlauf, chronisch zu werden. Eine familiäre Belastung – wie bei der Migräne – ist nicht zu erkennen.

15–20 % der Erwachsenen leiden unter permanenten Spannungskopfschmerzen. Auslöser sind oft Streß, Verspannungen (auch psychischer Art) und die mangelnde Fähigkeit zur Entspannung.

Welche Symptome treten auf?
Im Gegensatz zur Migräne wird der Spannungskopfschmerz immer beidseitig als dumpf-drückend empfunden. „Als sei der Kopf in einen Schraubstock eingeklemmt" oder „mir platzt noch der Schädel" sind die typischen Klagen der Betroffenen. Der Spannungskopfschmerz trifft meist während des Tages auf und läßt häufig bei körperlicher Anstrengung, wie beim Sport oder bei der Gartenarbeit, nach. Der Schmerz strahlt meist vom Nacken über den Schädel in die Stirn-Schläfenpartie aus.

Wodurch entsteht Spannungskopfschmerz?
Bei einem Teil der Betroffenen, jedoch keineswegs immer, kann eine abnorme Dauerspannung in der Schulter-Nacken-Muskulatur nachgewiesen werden, die den Hinterhauptsnerv (Okzipital-Nerv) einzwängt, zur Nervenreizung führt und dadurch den Schmerz auslöst. Der Spannungskopfschmerz beruht häufig auf einer Kombination von Dauerfehlhaltung mit psychischer Anspannung. Berufszwänge und „psychische Fehlhaltungen" fördern seine Entstehung und Aufrechterhaltung.

Menschen, die einen Bildschirm-Arbeitsplatz haben, sind häufig von Spannungskopfschmerzen betroffen.

Betroffen sind häufig Menschen mit hohem Selbstanspruch und Pflichtbewußtsein, sogenannte „Durchhalte-Typen", bei denen die Fähigkeit zur Selbstwahrnehmung, sowohl ihres Körpers als auch ihrer Befindlichkeit, vermindert ist. Oft fehlt ihnen die Einsicht in die Bedürfnisse des eigenen Körpers.

Welche Schmerzursachen gibt es?

Wie entsteht Nackenkopfschmerz?

Dieser meist einseitige, oft vom Hinterhaupt bis in die Gesichtspartien von Stirn, Schläfe und Augenhöhle ausstrahlende Kopfschmerz nimmt häufig seinen Ausgang vom Gelenk zwischen dem ersten und zweiten Halswirbel. Abnutzungsprozesse in den Wirbelgelenken, grob mechanische Schädigung wie beim Schleudertrauma, aber auch Gefäßanomalien im Bereich der Nervenaustrittsstelle zwischen dem ersten und zweiten Halswirbel können zu einer chronischen Reizung der tiefen Nackenmuskulatur führen. Die reichlich mit sensiblen Muskelspindeln ausgestattete Nackenmuskulatur reagiert auf diese Reizung mit Schmerz, dieser führt zu einer Dauerkontraktur und setzt damit einen Teufelskreis in Gang, der vereinfacht dargestellt folgendermaßen abläuft: Reizung von Nerven im Wirbelgelenk → Schmerz → Muskelverspannung → Durchblutungsstörung → Anhäufung von Stoffwechselprodukten → stärkerer Schmerz.

Auf eine eventuelle Gefäßbeteiligung an dem Prozeß deutet die Empfindlichkeit mancher Menschen, die unter Nackenkopfschmerz leiden, gegenüber Nitroglycerin hin, ein gefäßerweiternder Stoff, der in der Behandlung der Angina pectoris verwendet wird. Nicht selten zwingt bei solchen Patienten schwerer Kopfschmerz zum Absetzen der Therapie mit Nitroglycerin.

Der Schmerz wird nicht nur im Hals-Nacken-Bereich, sondern vor allem am Hinterhaupt sowie in der Stirn- Schläfenpartie wahrgenommen, man spricht von einem „übertragenen Schmerz", der durch Nervenverbindungen weitergeleitet wird.

Meist besteht dabei eine Bewegungseinschränkung der Halswirbelsäule sowie Druckempfindlichkeit über den betroffenen Wirbelgelenken. Die benachbarten Muskelgruppen von Hals und Nacken sind häufig verspannt.

Der als äußerst intensiv beschriebene Kopfschmerz kann kontinuierlich, häufiger aber wellenförmig auftreten. Er befällt Männer und Frauen gleichermaßen.

Der Nackenkopfschmerz oder zervikogene Kopfschmerz – von dem lateinischen Wort „cervix" für Hals – ist der aus dem Hals-Nacken-Bereich ausgelöste Kopfschmerz.

Extreme Kopfbewegungen, wie sie beim Rückwärtssetzen des Autos vorkommen, können als Auslöser für den Nackenkopfschmerz wirken.

Kopfschmerzen durch Anstrengung oder Medikamente?

Manch einer mag sich vielleicht wundern, denn selbst ein harmloser Nieser kann der Auslöser für Kopfschmerzen sein. Als ein weiteres, oft unerkanntes Problem beklagen die Mediziner den meistens über Jahre andauernden und mißbräuchlichen Einsatz von Schmerzmitteln, der schließlich keine andere Wirkung mehr erzielt, als auch wieder Kopfschmerzen hervorzubringen.

Was ist Anstrengungskopfschmerz?

Der Anstrengungskopfschmerz ist eine kurzdauernde, meist nur wenige Minuten anhaltende Kopfschmerzattacke, die durch bestimmte Anstrengungen provoziert wird und einen vorübergehenden Druckanstieg im Schädelraum bewirkt. Er kann ausgelöst werden durch Pressen, Heben von Lasten, aber auch durch Husten oder Niesen. Er tritt meist beidseitig im hinteren Schädelbereich auf, kann sich aber auch über den gesamten Schädel erstrecken und wird als starker, pochender Schmerz empfunden.

Diese Form des Kopfschmerzes ist in den meisten Fällen wegen der sehr kurzen Dauer nicht behandlungsbedürftig. Bei längerem Verlauf allerdings sollte durch Untersuchungen ausgeschlossen werden, daß es sich um die bereits erwähnten symptomatischen Kopfschmerzen handelt, die eine Erkrankung im Schädel anzeigen können.

Können Medikamente Dauerkopfschmerz auslösen?

Was viele nicht wahrhaben wollen, eine häufige bis tägliche Einnahme von Analgetika (Schmerzmitteln) über längere Zeiträume kann Dauerkopfschmerz bewirken.

Starker Husten, aber auch schon ein kleines Niesen können Kopfschmerzen auslösen, wie auch das Heben zu schwerer Lasten. Meist sind sie jedoch von kurzer Dauer und müssen daher nicht behandelt werden.

Welche Schmerzursachen gibt es?

Besonders problematisch sind analgetische Mischpräparate, die außer dem Schmerzmittel noch andere Substanzen wie Ergotamin, Tranquillantien oder Codein enthalten. Patienten, die seit langem unter häufigen Kopfschmerzen leiden, wie bei der Migräne, dem Spannungskopfschmerz oder nach einer Gehirnerschütterung, neigen besonders dazu, Schmerzmittel unkontrolliert und viel zu häufig einzunehmen. Regelmäßige Einnahme von Schmerzmitteln bei anderen chronischen Schmerzzuständen, wie bei Rückenschmerzen oder bei rheumatischen Erkrankungen, führen seltener zu einem medikamentenbedingten Kopfschmerz.

Bei etwa fünf bis acht Prozent der Kopfschmerzpatienten, in der Mehrzahl bei Frauen im Verhältnis fünf zu eins, entwickelt sich ein durch Medikamente induzierter dumpf-drückender und meist beidseitiger Dauerkopfschmerz, der häufig schon morgens beim Erwachen da ist und sich bei körperlicher Arbeit noch verstärkt. Der einzige Weg, diesen Teufelskreis aus Kopfschmerz – Einnahme von Schmerzmitteln – stärkerer Kopfschmerz – Einnahme von Schmerzmitteln – zu durchbrechen, ist der konsequente Medikamentenentzug.

Dies kann unter bestimmten Bedingungen, bei guter Motivation und erst kurzer Dauer der ständigen Einnahme von Analgetika, ambulant zu Hause unter ärztlicher Anleitung durchgeführt werden. Dabei muß jegliche Medikamenteneinnahme protokolliert und die Einnahme von Analgetika sowie Ergotamin strikt vermieden werden. Anders als beim Alkohol- oder Morphinentzug kommt es beim Analgetika-Entzug nicht zu schweren Erregungszuständen oder Krämpfen, auch nicht zu dem „Substanzhunger". Die Herausforderung an den Willen des Patienten ist bei diesem Medikamentenentzug der verstärkt einsetzende „Entzugskopfschmerz", in manchen Fällen begleitet von Übelkeit und Erbrechen.

Die zu häufige und unkontrollierte Einnahme von Schmerzmitteln führt neben dem Dauerkopfschmerz zu Organschäden, vor allem an Leber und Niere, sowie zu immer wiederkehrenden Magen-Darm-Geschwüren und auch zu Tumoren an den ableitenden Harnwegen.

Der langjährige Dauergebrauch von Schmerzmitteln ist – vor allem wenn sie in Kombination mit Beruhigungsmitteln, Codein, Ergotamin und Schlafmitteln benutzt wurden – oft nur noch durch einen stationären Medikamentenentzug im Krankenhaus zu beenden.

Welche Ursachen haben chronische Rückenschmerzen?

Chronische Rückenschmerzen sind mit 25 Prozent bei Frauen der häufigste, bei Männern mit 32 Prozent der zweithäufigste Grund für eine Frühberentung. Durch unseren aufrechten Gang ist die Wirbelsäule als vertikale Längsachse des Körpers Tag für Tag starken Belastungen ausgesetzt. Neben unserem eigenen Gewicht muß sie zusätzlich all die schweren Lasten (er-)tragen, die ein Mensch im Laufe seines Lebens so mit sich herumträgt. Unterteilt wird die Wirbelsäule in Hals-, Brust- und Lendenwirbelsäule. Sie ist doppelt S-förmig gebogen und besteht aus 24 gegeneinander beweglichen Wirbeln (sieben Hals-, zwölf Brust- und fünf Lendenwirbeln) und weiteren sechs zum starren Kreuzbein verwachsenen und vier bis fünf miteinander zum Steißbein verwachsenen Wirbeln. Anders als beim akuten Rückenschmerz, wie z. B. einem Hexenschuß oder plötzlichem Bandscheibenvorfall, der durch Medikamente, Ruhigstellung, gezielte Bewegungsübungen oder im schlimmsten Fall Operation in relativ kurzer Zeit zum Abklingen gebracht werden kann, dauert der chronische Rückenschmerz mindestens 6 Monate an. Oder der Patient erleidet nach dem ersten Auftreten von Rückenschmerz, wie bei chronischen Bandscheibenveränderungen, immer wieder Rückfälle, die nach jeder neuen Attacke oft noch länger andauern und an Intensivität zunehmen können.

Bewegungsmangel in der Freizeit und einseitige Belastung im Berufsleben sind die Hauptursachen für Verschleißerscheinungen speziell der Hals- und Lendenwirbelsäule, die sich in anhaltenden Schmerzen äußern. Im Lauf eines Lebens kommt es an fast jeder Wirbelsäule zu Abnutzungserscheinungen an den mechanisch besonders beanspruchten Stellen: den Bandscheiben der unteren Lendenwirbelsäule sowie am Gelenk- und

Im Inneren der Wirbelsäule verläuft in dem sog. Wirbelkanal das Rückenmark – unzählige Nervenstränge, geschützt durch den knöchernen Wirbelkanal, die das Gehirn mit den Körperregionen verbinden. Bei Fehlhaltungen, Verletzungen, aber vor allem bei Abnutzungserscheinungen können die als Bündel in den Wirbelkanal eintretenden Nervenbahnen gereizt oder geschädigt werden.

Welche Schmerzursachen gibt es?

Bandapparat im unteren Wirbelsäulenbereich einschließlich der Verbindung zwischen Kreuz- und Dammbein. Solche Schädigungen müssen sich aber nicht zwingend zu chronischen Schmerzen ausbreiten. Meist müssen erst über Jahre hinweg mehrere Faktoren zusammenwirken, um eine Chronifizierung von Rückenschmerzen zu begünstigen.

Wer leidet besonders unter chronischen Rückenschmerzen?

Schmerzen aus dem Bewegungsapparat werden meist durch Verschleißerscheinungen an Gelenkflächen, Kapseln, Bändern, Sehnen oder Muskeln als Folge von einseitiger und fehlerhafter Beanspruchung verursacht. Die einzelnen Teile einer funktionellen Bewegungseinheit wie Rücken, Schulter, Hüften beeinflussen sich jeweils wechselseitig, so daß ausgehend von einer primären Störung – oft ist es eine abgenutzte Bandscheibe – sehr bald die Nerven, Muskeln, Gelenkflächen und der Bandapparat des entsprechenden Segments in den Schmerz auslösenden Prozeß mit einbezogen werden.

Von Wirbelsäulenschäden besonders betroffene Berufsgruppen:

◆ Alle Büroberufe
◆ Berufskraftfahrer
◆ Pflegeberufe
◆ Gärtner
◆ Fliesenleger
◆ Mechaniker

Hauptauslöser für chronische Wirbelsäulenschäden

- ◆ Einseitig rückenbelastende Arbeitssituation, vor allem in vornübergebeugter oder einseitiger Dauerhaltung
- ◆ Mangel an Ausgleichsbewegung und an sportlicher Aktivität
- ◆ Psychische Belastungen wie unbefriedigende berufliche oder familiäre Situation
- ◆ Passive Lebenseinstellung, zu lang ausgedehnte Schonung bei vom Rücken ausgehenden Schmerzepisoden

> **Worauf können chronische Rückenschmerzen noch hinweisen?**
> ◆ Bechterewsche Erkrankung
> ◆ Chronische Gelenkentzündungen auf rheumatischer Grundlage
> ◆ Tochterausbildungen von Tumoren in der Wirbelsäule
> ◆ Knochenabbau bei Osteoporose
> ◆ Gynäkologische und urologische Erkrankungen
> ◆ Depressionen

Warum ist meine persönliche Einstellung wichtig?

Stark mitbeteiligt an der Ausbildung von chronischen Rückenschmerzen ist auch das persönliche Verhalten des Einzelnen. So können eine passive Lebenseinstellung, schlechte Kondition der Rumpfmuskulatur, ein regelrechtes „Sich-Hängenlassen", das zuweilen auch Ausdruck einer Depression sein kann, sowie Übergewicht und starkes Rauchen die Ausbildung einer solchen Krankheit in ganz entscheidendem Maße mitbeeinflussen. Und oftmals bewirkt auch eine ärztliche Empfehlung zu anhaltender Schonung, längerer Krankschreibung oder im Extremfall gar zur Frührente gerade das Gegenteil des gewünschten Erfolges. Denn mangelnde Bewegung und Passivität des Patienten führen erst recht zu Versteifungen und weiteren Schmerzen.

Oft bedarf es neben einer medikamentösen Behandlung bestimmter Entspannungsmethoden und ist ein ganz bewußtes Neugestalten seines persönlichen Lebens notwendig, um dem verhängnisvollen Teufelskreis aus Schmerzen, Muskelverspannung, Inaktivität und seelischer Verstimmung zu entrinnen.

Sich zu schonen führt oft erst recht zu Unbeweglichkeit und damit zu noch mehr Schmerzen.

Welche Schmerzursachen gibt es?

Welche Schmerzen treten noch im Bewegungsapparat auf? Neben den chronischen Rückenschmerzen aufgrund einer Fehlhaltung in Verbindung mit Abnutzungserscheinungen können auch noch andere Krankheiten durch wiederkehrende Schmerzschübe den Bewegungsapparat regelrecht außer Gefecht setzen.

Insbesondere mit zunehmendem Lebensalter kommt es gehäuft zu charakteristischen Verschleißerscheinungen mit den dafür typischen Krankheitsbildern. Spontane Sehnenrupturen, abgenutzte Bandscheiben, degenerierte Gelenke und Gelenkknorpel, die Demineralisierung von Knochen, die sogenannte Osteoporose, sind im Alter oft keine Seltenheit und vergesellschaftet mit typischen Schmerzattacken. Eine qualitative und quantitative Muskelminderung aufgrund von mangelnder Beanspruchung, aber auch durch gefäßbedingte Prozesse, tut das ihrige zu einer Dekompensation, d. h., die Muskeln können Fehlhaltung oder Fehlstellungen nicht mehr ausgleichen.

Wie kommt es zu Schulterschmerzen?

Beim Schulterschmerz wirken in der Regel ähnlich wie beim Rückenschmerz verschiedene Faktoren zusammen

---

Auslöser für Schulterschmerz

- ◆ Langdauernde Fehlbelastung
- ◆ Nervenwurzelreizung ausgehend von der Halswirbelsäule
- ◆ Chronische Entzündungen des gelenkumgebenden Gewebes (Muskeln, Sehnenansätze, Schleimbeutel, Gelenkkapseln)
- ◆ Chronische Muskelverspannungen aufgrund mangelnder Bewegung oder Streß

Länger bestehende Schulterschmerzen mit Bewegungseinschränkungen können schwer rückgängig zu machende Veränderungen am Kapselapparat des Gelenkes zur Folge haben. Man spricht dann vom „Schulter-Arm-Syndrom".

Faktoren für die Entstehung des Triggerpunktes:
◆ Trauma des Muskels wie bei Schlag oder Stoß
◆ Überlastung und Fehlbelastung von Muskeln und Muskelgruppen, wie bei falschem sportlichem Training
◆ Fehlhaltungen und Fehlstellungen
◆ Falsch eingeübte Bewegungsabläufe
◆ Erkrankungen des Skelettsystems oder der inneren Organe

Im chronischen Zustand herrscht ein dumpfer Dauerschmerz in dem betroffenen Muskel, der sich bei bestimmten Bewegungen oder Berührung des Triggerpunktes verstärkt und als reißend empfunden wird.

und können sich gegenseitig noch verstärken. Schulter und Arm werden von zahlreichen Nervensträngen versorgt, die aus der Halswirbelsäule austreten. Der Halsbereich mit seinen sieben Wirbeln ist der beweglichste Abschnitt der Wirbelsäule und daher besonderen Abnutzungserscheinungen ausgesetzt. Veränderungen an den Gelenken der Halswirbelsäule oder den Bandscheiben können zu Nervenreizungen führen, die der Patient als ausstrahlenden Schmerz im Schulter-Armbereich empfindet, der sich bei Kopfbewegungen verstärkt.

Aus dem Schultergelenk selbst können degenerative Veränderungen an den Gelenkflächen zu Schmerzen führen. Meist sind dann aber auch durch Vermittlung der schon erwähnten Entzündungsstoffe der umgebende Kapselapparat, die Sehnenansätze und häufig auch die unter den Sehnen liegenden Schleimbeutel in den Prozeß mit einbezogen, der mit zunehmender Bewegungseinschränkung einhergeht.

Wodurch wird Muskelschmerz überhaupt ausgelöst?

Im Bewegungsapparat bilden Muskeln mit ihren Umhüllungen, den Faszien, und die Sehnen mit ihren Ansatzpunkten an den zu bewegenden Knochen eine funktionelle Einheit, so daß Störungen an einer Komponente dieses Systems häufig andere nach sich ziehen.

Schmerzhafte Muskelverspannungen können wie bereits erwähnt zu Spannungskopfschmerzen, Rücken- oder Schulterschmerzen führen. Sie können aber auch den Charakter einer eigenständigen Krankheit annehmen. Der Muskelschmerz geht meist von ganz umschriebenen Stellen, den sogenannten „Triggerpunkten" aus (von engl. „to trigger" für auslösen). Bei Druck auf diesen lokal schmerzhaften Punkt lassen sich nämlich häufig Schmerzen auslösen, die von dieser Stelle ent-

Welche Schmerzursachen gibt es?

fernt empfunden werden. Zudem ist die Dehnbarkeit des Muskels infolge seiner erhöhten Spannung vermindert. Zur Linderung des chronischen Muskelschmerzes steht ein ganzes Maßnahmenbündel zur Verfügung, angefangen von der lokalen Schmerzunterdrückung am Triggerpunkt über konsequent und täglich durchgeführte Krankengymnastik. Dazu kommen Entspannungstechniken sowie ärztliche Beratung zur Aufgabe eines passiven Lebensstils durch Teilnahme an Trainings- oder Fitneßprogrammen, um die Muskelfunktion zu trainieren.

Permanenter Streß bewirkt eine Muskelanspannung, die ohne richtige Entspannung zur Muskelverspannung wird. Dies führt wiederum zu Muskelschmerz. Der Kreis schließt sich.

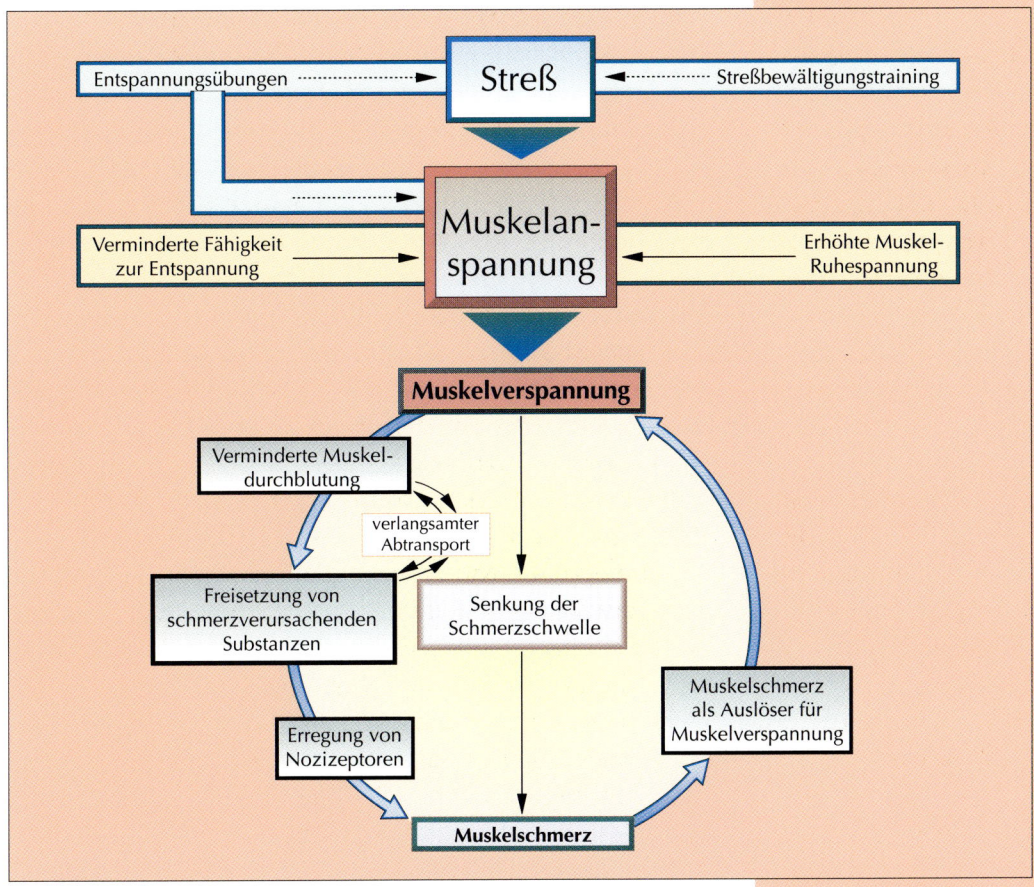

Was versteht man unter Rheuma?

Unter dem Oberbegriff „Rheuma" werden mehrere Erkrankungen zusammengefaßt, die vor allem im Bereich der Gelenke und der sie umgebenden Weichteile auftreten. Zusammengefaßt sind sie in dem rheuamtischen Formenkreis, unterschieden werden sie danach ob es sich um entzündliche (wie bei der Bechterewschen Krankheit), degenerative (wie bei der Arthrose) oder um extraartikuläre Formen (wie beim Muskelrheumatismus) handelt.

Was ist die Bechterewsche Krankheit?
Hierbei handelt es sich um eine in Schüben verlaufende, entzündliche Erkrankung an Gelenken und Bandapparat der Wirbelsäule, die mit familiärer Häufung vorwiegend bei Männern im jungen Erwachsenenalter auftritt. Sie geht meist von der straffen Verbindung zwischen Kreuz- und Darmbein aus. Sie führt zu der typischen Verknöcherung aller Bänder und Sehnenansätze zuerst der Muskeln, im fortschreitenden Verlauf auch der gelenkigen Verbindungen zwischen Rippen und Wirbelsäule. Im Endstadium erfaßt sie alle Gelenke der Wirbelsäule und führt zu einer Versteifung des gesamten Rückens in nach vorne gebeugter Haltung.

Wie kommt es zur Arthrose?
Die Arthrose ist eine vorwiegend mit fortschreitendem Alter auftretende oder durch Fehl- und Überbelastung bedingte Verschleißerkrankung des Gelenkknorpels. Hüft-, Knie- und Fingergelenke sind besonders davon betroffen. Der spiegelglatte Gelenkknorpel wird faserig aufgerauht, der Gelenkspalt wird schmaler und der Knochen unter dem geschädigten Knorpel abgebaut. An den Randzonen des Gelenkes bilden sich Knochenwucherungen, die die Gelenkbeweglichkeit einschränken.

Bleibt die Bechterewsche Krankheit unbehandelt, ist das Endstadium Versteifung der Wirbelsäule in vornübergebeugter Haltung mit eingeschränkter Beweglichkeit des Brustkorbes.

Welche Schmerzursachen gibt es?

> ### Worin äußert sich Arthrose?
> ◆ Morgensteifigkeit
> ◆ Anlauf- und Ermüdungsschmerz
> ◆ Bewegungseinschränkung und Reiben im Gelenk
> ◆ Gelenkschwellung mit Ergüssen im entzündlichen Schub (aktivierte Arthrose)

Bei der Arthrose der Fingergelenke sollte man starke Belastung vermeiden. So sollten Einkaufstaschen lieber über dem Unterarm als mit den Händen getragen werden.

Was ist eine chronische Polyarthritis?

Die chronische Polyarthritis ist eine rheumatische Systemerkrankung mit meist symmetrischen Befall vieler Gelenke. „Polyarthritis" besagt genau das – „Gelenkentzündung an vielen Gelenken". Die Entzündung beginnt in der Synovialhaut (der inneren Auskleidung der Gelenke) häufig der Fingergrund- und Mittelgelenke und greift im Verlauf auf Knorpel, Knochen und Gelenkkapsel über. Im weiteren Verlauf dieser Gelenkentzündung können auch die inneren Organe befallen werden.

Bei 80–85 Prozent der Erkrankten – Frauen sind dreimal häufiger betroffen als Männer – sind sogenannte „Rheumafaktoren" nachweisbar, das sind bestimmte Eiweiße, die man auch als „Antikörper" bezeichnet und die der Körper gegen seine eigenen Strukturen bildet. Ursachen und auslösende Faktoren für diese Fehlleistung sind nicht bekannt. Die chronische Polyarthritis verläuft schubweise, chronisch fortschreitend, häufig mit länger anhaltendem Stillstand und scheinbarer Besserung. Die fortschreitende Entzündung an den Fingergelenken verursacht Schmerzen und eine spindelige Auftreibung der Gelenke, häufig treten Rheumaknötchen auf. Schließlich kommt es nach Jahren zur Fehlstellung der Gelenke mit starker Abweichung der Achse zur Kleinfingerseite. Im Endstadium kommt es zu einer knöchernen Gelenkversteifung in verkrümmter Stellung.

Eine Polyarthritis beginnt meist schleichend mit grippeähnlichen Symptomen wie Müdigkeit, Abgeschlagenheit, Appetitlosigkeit, Gewichtsverlust, nächtlichem Schwitzen und gelegentlich leichtem Fieber. Später kommt es unter Verstärkung der Schmerzen zu teigigen Gelenkschwellungen. Die darüber liegende Haut ist gerötet und glänzend.

Welche Ursachen haben chronische Eingeweideschmerzen?

Risikofaktoren:
◆ Nikotinmißbrauch
◆ Ungesunde Ernährung (zuviel tierische Fette)
◆ Zu hohe Cholesterinwerte
◆ Bluthochdruck
◆ Zuckerkrankheit
◆ Bewegungsmangel
◆ Negativer Streß
◆ Berufliche oder seelische Überlastung

Eingeweideschmerzen wie z. B. Herz- oder Magenschmerzen sind meist – im Gegensatz zu Gewebsschmerzen – mit einem Krankheitsgefühl verbunden; sie sind schwer lokalisierbar und werden als dumpf-bohrend oder ziehend empfunden. Sie können durch entzündliche, gewebszerstörende Prozesse, durch Sauerstoffmangel, Dehnung von Hohlorganen oder der direkten Wirkung von schleimhautreizenden Stoffen ausgelöst werden. Mitunter werden Eingeweideschmerzen entfernt von der eigentlichen Stelle der Gewebsschädigung als „übertragener Schmerz" empfunden.

Wie kommt es zu Herzschmerzen?

Der Herzschmerz oder die Angina pectoris signalisiert immer eine Mangeldurchblutung des Herzmuskels, die auf eine Erkrankung der das Herz versorgenden Arterien, den Herzkranzgefäßen, zurückzuführen ist.

Charakteristisch ist ein Gefühl der Einengung im Brustraum, das diesem Krankheitsbild auch seinen Namen gegeben hat: Angina pectoris bedeutet „Brustenge". Entzündliche Prozesse am Herzen – sei es am Klappenapparat oder im Muskelgewebe – verlaufen weitgehend schmerzlos und werden meist erst durch die entstehenden Funktionsstörungen entdeckt. Allein in der Bundesrepublik leiden etwa zwei Millionen Menschen an der Koronaren Herzkrankheit. Sauerstoffmangel am Herzmuskel äußert sich als dumpfer diffuser Schmerz im Brustraum, der in den linken Arm ausstrahlt, sowie in Beklemmungsgefühl und Angst.

Ursache ist meist eine arteriosklerotisch verengte Herzkranzarterie oder Koronararterie, von „corona" der Kranz, die sich bei vermehrter Anforderung durch körperliche Belastung nicht genügend erweitern kann, um

Welche Schmerzursachen gibt es?

den gesteigerten Energiebedarf zu decken. Diese Form wird daher als Belastungsangina bezeichnet.

Eine andere Form der Angina pectoris wird durch zeitweilige krampfartige Verengung einer Herzkranzarterie verursacht (vasospastische Angina, Prinzmetal Angina). Sie tritt unabhängig von körperlichen Belastungen, aber häufig im Gefolge von Streß, Aufregung oder Ärger auf. Oftmals kommt es zu Spasmen an solchen Stellen der Herzkranzgefäße, in denen schon arteriosklerotische Veränderungen vorhanden sind. Das sind Mischformen zwischen der reinen Belastungs- und der vasospastischen Angina pectoris.

Warum ist der Ausdruck Blinddarmentzündung falsch?

Der Blinddarm ist der sackförmige, blinde Anfangsteil des Dickdarmes, in den – durch eine muskuläre Klappe getrennt – der Dünndarm einmündet. Diese Klappe verschließt den normalerweise keimarmen Dünndarm gegen den mit Bakterien besiedelten Dickdarm und verhindert somit einen Rückfluß des Darminhaltes in den Dünndarm.

Am Ende des Blinddarmes befindet sich der Wurmfortsatz, Appendix (von dem lateinischen Wort für Anhängsel), ein etwa fünf bis acht Zentimeter langes Organ, das – ähnlich wie die Mandeln im Schlund-Rachen-Bereich – eine Anhäufung von lymphatischem Gewebe aufweist. Dieser Wurmfortsatz wird häufig fälschlicherweise als „Blinddarm" bezeichnet. Die sogenannte Blinddarmentzündung ist immer eine Appendizitis, eine Entzündung des Wurmfortsatzes. Sie tritt vorwiegend im Kindes- und Jugendalter auf. Erst bei chronischen Entzündungsvorgängen kann durch Verklebungen und Verwachsungen der eigentliche Blinddarm in den Prozeß mit einbezogen werden.

Die chronische Blinddarmentzündung ist gekennzeichnet durch immer wiederkehrende Schmerzen im rechten Unterbauch, Mattigkeit, Appetitlosigkeit, leichte Temperaturerhöhungen und Stuhlverhaltungen.
Die Ursache ist nicht immer ganz abzuklären, häufig setzt sie nach einer Störung der Darmtätigkeit ein oder tritt im Gefolge einer eitrigen Mandelentzündung auf.

Was bedeutet Gastritis?

Unter Gastritis versteht man eine schmerzhafte Entzündung der empfindlichen, den Magen auskleidenden Schleimhaut. Meist wird die chronische Gastritis mehr als Störung denn als Krankheit empfunden und wird von vielen Patienten mit säurehemmenden Medikamenten selbst behandelt. Erst ein Magengeschwür (Ulcus) verursacht die starken Schmerzen. Einem Magengeschwür geht fast immer eine Gastritis voraus.

- „A-Gastritis": Autoimmungastritis
- „B-Gastritis": bakteriell-infektiöse Gastritis
- „C-Gastritis": chemisch bedingte Gastritis

Welche Gastritis-Arten gibt es?

Nach den Ursachen wird zwischen drei Gastritis-Arten unterschieden. Am häufigsten tritt die B-Gastritis auf. Nahm man lange Zeit an, daß Magenschleimhautentzündungen und Magengeschwüre hauptsächlich durch Streß, große Belastung und eine ungesunde Lebensweise hervorgerufen würden, fand man in den achtziger Jahren schließlich heraus, daß nicht diese Faktoren, sondern eine bestimmte Bakterienart dafür verantwortlich sind. Der Erreger, der *Helicobacter pylori*, befällt nach Durchdringung der Schutzschichten die Schleimhautzellen, die darauf mit einer Entzündungsreaktion und erhöhter Säurebildung antworten. Das durch die Säure aktivierte eiweißverdauende Enzym führt zur lokalen Selbstverdauung der Magenschleimhaut. Diese bakteriell bedingte Gastritisform mit den Folgeerkrankungen – Magengeschwür und bei langem Bestehen auch Magenkrebs – ist durch die Entdeckung des Erregers mit einer antibiotischen Kombinationstherapie heilbar geworden.

Da der Magen auf Streß und andere emotionale Erregungen empfindlich reagiert, hielt man Streß und starke nervliche Belastung früher für die Hauptauslöser eines Magengeschwürs. Inzwischen lassen sich etwa 80 bis 90 Prozent der Gastritis- und Magengeschwürfälle auf eine bakterielle Infektion mit *Helicobacter pylori* zurückführen und sind somit heilbar geworden.

An zweiter Stelle der Häufigkeit steht die C-Gastritis, bei der durch bestimmte entzündungshemmende und schmerzstillende Medikamente oder auch durch den Mißbrauch von hochprozentigem Akohol die Magenschleimhaut chemisch geschädigt wird.

Welche Schmerzursachen gibt es?

Die A-Gastritis tritt nur selten auf. In diesem besonderen Fall bildet der Körper Antikörper gegen die eigenen Magenschleimhautzellen und löst damit eine Entzündung aus.

Unabhängig von den auslösenden Ursachen äußert sich die Entzündung der Magenschleimhaut zunächst in uncharakteristischen Symptomen, die unter dem Begriff des „verdorbenen Magens" zusammengefaßt werden können: Neben zunehmenden dumpfen Druck in der Magengegend, der sich nach der Nahrungsaufnahme zu ausstrahlenden diffusen Schmerzen im Oberbauch verstärkt, besteht meist Völlegefühl, Übelkeit, Aufstoßen, manchmal Erbrechen sowie Mundgeruch. In vielen Fällen wird die Gastritis chronisch und zeigt dann typische Häufigkeitsgipfel der Verschlimmerung jeweils im Frühjahr und im Herbst. Aufregungen, Ärger und Streß verstärken die Beschwerden noch.

Wann kommt es zu einem Magengeschwür?

Bei Fortschreiten der Erkrankung entsteht ein Magengeschwür (Ulcus), das einen kraterförmigen Defekt in der Schleimhaut bildet und bis auf die Muskelschichten des Magens reicht. Etwa 80 Prozent solcher Geschwüre entstehen in der Nähe des Magenpförtners oder im Anfangsteil des Zwölffingerdarmes. Der Schmerz bei einem Magengeschwür ist intensiv ziehend und fast immer auf einen umgrenzten Punkt beschränkt. Als Komplikationen können Magenblutungen auftreten, wenn größere Gefäße von dem Selbstverdauungsprozeß erfaßt werden. Ein besonders schwerwiegendes Ereignis ist der Durchbruch (Perforation) des Geschwürs in die Bauchhöhle, wobei der saure, aggressive Mageninhalt in die Bauchhöhle übertritt. Das äußert sich in stärksten Schmerzen und Zeichen eines Kreislaufschocks. Bei einer lange bestehenden Gastritis kann es zu Magenkrebs kommen.

Helicobacter pylori **ist ein durch Geißeln bewegliches Bakterium, das an die lebensfeindlichen Bedingungen im Magen optimal angepaßt ist.**

Welche Darmerkrankungen können chronische Schmerzen auslösen?

Ähnlich wie der Magen ist auch der Darm in seiner ganzen Länge mit Schleimhaut ausgekleidet und besteht aus Ring- und Längsmuskulatur, die den Darminhalt durchmischt und vorwärts bewegt. Ebenso wie der Magen untersteht der Darm einer psychischen Regulation. So können sich beispielsweise Angstzustände (Examensangst) in plötzlichen Durchfällen äußern, und umgekehrt kann seelische Verstimmtheit und Mutlosigkeit von chronischer Verstopfung begleitet sein. Es gibt mehrere chronische Darmerkrankungen, die oft jahrelange Beschwerden vor allem in Form von Schmerzen und Stuhlregulationsstörungen verursachen.

Was ist ein Reizkolon?

Auch bei den chronischen Darmerkrankungen üben Streß und psychische Überlastung eine die Schmerzen verstärkende Funktion aus.

Das Reizkolon ist mit etwa 50 Prozent aller Patienten mit chronischen Bauchschmerzen die häufigste Ursache für schmerzhafte Beschwerden im Darmbereich. Es handelt sich dabei um eine funktionelle, stark von psychischen Faktoren beeinflußte Darmstörung, die sich in Bauchschmerzen, krampfartiger Verstopfung im Wechsel mit Durchfällen, Blähungen und lauten Darmgeräuschen äußert. Die Ursache ist unbekannt, organisch faßbare Veränderungen können nicht nachgewiesen werden. Häufig besteht eine individuell verstärkte Reaktivität, die sich auch allgemein in einer erhöhten Schmerzempfindlichkeit äußert. In vielen Fällen liegt auch eine psychische Konfliktsituation vor: das Gefühl der Überforderung oder zu einer Leistung verpflichtet zu sein, die eigentlich abgelehnt wird. Viele Patienten mit einem Reizkolon klagen auch über chronische Kopfschmerzen.

An erster Stelle der Klagen stehen Bauchschmerzen, die sich in wechselnder Stärke kontinuierlich über Jahre

Welche Schmerzursachen gibt es?

hinziehen. Gelegentlich – und ganz besonders bei Aufregung und Streß – können sich die drückend-ziehenden Schmerzen kolikartig verstärken. Die Schmerzen treten meist morgens nüchtern beim Aufstehen auf und sofort nach der Nahrungsaufnahme, jedoch niemals in der Nacht. Verstopfung wechselt sich mit Durchfällen ab. Es wird über Blähungen und Kollern im Bauch und vermehrtem Abgang von Winden geklagt. Unmittelbar nach Stuhl- und Windabgang lassen die Schmerzen oft vorübergehend nach. Hunger und Appetit sind in den meisten Fällen nicht gestört, daher bleibt das Körpergewicht weitgehend stabil.

Die Behandlung besteht in der Umstellung auf eine vollwertige ballaststoff- und vitaminreiche Ernährung, dem Rat zu ausreichender Bewegung und Entspannungsübungen.

Da das Beschwerdebild des Reizkolons dem Frühstadium des Darmkrebses ähnelt, muß in jedem Falle eine eingehende medizinische Abklärung stattfinden.

Was ist eine Colitis ulcerosa?

Die Colitis ulcerosa ist eine meist in Schüben verlaufende chronisch entzündliche Erkrankung des Dickdarmes. Sie beginnt meist im Mastdarm, zunächst mit einer Entzündung der Schleimhaut, im weiteren Verlauf kommt es an vielen Stellen zur Geschwürbildung. Der Prozeß breitet sich „nach oben" über den Dickdarm aus, befällt aber den Dünndarm nur äußerst selten. Die Oberfläche der Schleimhaut ist höchst empfindlich und blutet leicht. Eine Schleimhautentzündung des Dickdarmes äußert sich in zunächst schleimigen, später blutig-schleimigen Durchfällen, die bis zu 30mal am Tage unter krampfartigen Schmerzen abgesetzt werden. Dabei besteht leichtes Fieber, häufig Übelkeit, Krankheitsgefühl und Gewichtsverlust. Der akute Schub kann unter Hinterlassung von Schleimhautnarben scheinbar ausheilen. Meist folgt jedoch nach einiger Zeit ein erneuter entzündlicher Schub.

Die Ursache ist nicht geklärt, doch scheint auch die Vererbung eine Rolle zu spielen. Bei einer Krankheitsdauer von über zehn Jahren besteht ein erhöhtes Risiko, an Darmkrebs zu erkranken. Man vermutet, daß es sich um eine Autoimmunerkrankung handelt; das bedeutet, die Immunabwehr des Körpers richtet sich gegen die eigenen Schleimhautzellen des Dickdarmes. Das zeigt sich auch im Auftreten von Begleiterkrankungen in anderen Organsystemen, die ebenfalls zu den Autoimmunerkrankungen gerechnet werden. Sie können sich an der Haut manifestieren in roten Hautknötchen an den Schienbeinen und den Unterarmen, an den Gelenken als Polyarthritis oder als Bechterwsche Erkrankung. An den Augen kann es zu einer Entzündung der Regenbogenhaut kommen und im Blut zu einer Selbstauflösung der roten Blutkörperchen.

Was versteht man unter der Crohnschen Erkrankung?

Der nach seinem Beschreiber (1937) benannte Morbus Crohn äußert sich ebenfalls durch immer wiederkehrende Bauchschmerzen. Die Crohnsche Krankheit kann den gesamten Verdauungstrakt befallen, am häufigsten jedoch finden sich entzündliche Geschwüre am Ende des Dünndarms und am Beginn des Dickdarms. Sie treten immer regional auf, das bedeutet, zwischen den von der Krankheit befallenen Stellen finden sich völlig normale Darmabschnitte. Bei der Crohnschen Erkrankung ist die Darmwand, die aus Schleimhaut, Muskelschicht und Überzug besteht, insgesamt befallen, so daß die Wandschichten im Verlauf der Krankheit durchbrechen und sogenannte Fisteln bilden können. Das sind unnatürliche Öffnungen zwischen zwei Darmabschnitten oder zwischen Darm und Haut, vor allem im Analbereich, sowie zwischen dem Darm und anderen Or-

Bei der Crohnschen Erkrankung handelt es sich wie bei der Colitis ulcerosa um eine Autoimmunerkrankung, bei der das menschliche Immunsystem Antikörper gegen sich selbst herstellt.

gansystemen, beispielsweise der Harnblase, die auch die Haut nach außen durchdringen können.

Charakterisitsch für die Crohnsche Krankheit sind oft wochenlang anhaltende und schubweise auftretende starke, krampfartige Bauchschmerzen. Begleitet sind sie von Fieber, Krankheitsgefühl und Abmagerung, bei Dickdarmbeteiligung kommt es zu vorwiegend schleimigen Durchfällen. Durch narbige Verwachsungen kann es zum Darmverschluß kommen. Als Ursache wird – wie bei der Colitis ulcerosa – eine Entgleisung des Immunsystems, die sich in Autoaggression äußert, angesehen zusammen mit erblichen und ernährungsbedingten Faktoren (übermäßiger Verzehr von gehärteten Fetten, raffinierten Kohlehydraten, Dauergebrauch von Empfängnisverhütungsmitteln).

Ebenso wie bei der Colitis ulcerosa treten häufig Begleiterkrankungen wie Polyarthritis, Bechterewsche Erkrankung, Regenbogenhautentzündung des Auges und Hautveränderungen in Form von roten Knötchen auf.

Warum können Abführmittel Bauchschmerzen verursachen?

Vielfach herrschen völlig unrealistische Vorstellungen bezüglich der Menge und der Häufigkeit von für das Wohlbefinden notwendigen Darmentleerungen. Dieses hängt im wesentlichen von der Zusammensetzung und vor allem vom „Ballaststoff" – besser Fasergehalt – der aufgenommenen Nahrung ab. Das Resultat einer ballaststoffarmen Ernährung ist eine „Darmträgheit" oder chronische Obstipation, die durch sitzende Tätigkeit und Bewegungsmangel noch verstärkt wird. Ein weiterer Grund ist häufig die willkürliche Unterdrückung des Stuhlentleerungsreflexes, weil er sich zu einer „unpassenden" Zeit einstellt. Durch die Einnahme von Abführmitteln (Laxantien) kann eine Darmentleerung erzwungen wer-

Wer bei Verstopfung immer gleich zu Abführmitteln greift, schadet seinem Magen- und Darmsystem. Oft würde schon eine Bauchmassage, Naturjoghurt mit Leinsamen oder ein zerriebener Apfel helfen.

den. Da die eigentlichen Ursachen – falsche Ernährungsgewohnheiten und mangelnde Bewegung – aber meist nicht beseitigt werden, kommt es immer wieder zu Verstopfung, wodurch wiederum zu Abführmitteln gegriffen wird. Die Dosis wird oft bis auf eine tägliche Einnahme gesteigert. Das kann schlimme Folgen haben. Denn eine häufige Ursache für chronisches Bauchweh, das sich gelegentlich zu kolikähnlichen, krampfartigen Schmerzen steigern kann, beruht auf einem oft über Jahre andauernden Mißbrauch von Abführmitteln. Die Folge sind neben krampfartigen Bauchschmerzen, Durchfällen im Wechsel mit hartnäckigen Verstopfungsperioden und einem allgemeinen Unbehagen im Bauch schwere Störungen der Darmfunktion mit Verlust von wichtigen Salzen, vor allem von Kalium, der seinerseits wieder zur Darmträgheit führt. Erst die konsequente Umstellung auf eine gesunde Ernährung in Verbindung mit ausreichender Bewegung sowie der Verzicht auf Abführmittel können hier langfristige Abhilfe und damit Schmerzfreiheit verschaffen.

Welche Ursachen haben eine Gallen- oder Nierenkolik?

Unter Kolik versteht man einen anfallsweise auftretenden stärksten Eingeweideschmerz, der häufig mit Begleitsymptomen wie Übelkeit, Erbrechen, Blutdruckschwankungen einhergeht und sich bei Fortbestehen der Ursache periodisch wiederholt. Die Ursache besteht in einer Abflußbehinderung aus der Gallenblase oder dem Nierenbecken, in den meisten Fällen durch Gallen- oder Nierensteine. Durch den Druckanstieg in Gallenblase, Nierenbecken oder im Harnleiter zieht sich die Muskulatur zusammen, um das Hindernis zu überwinden. Diese Reaktion verursacht den Kolikschmerz. Ein Kolikanfall kann mehrere Stunden bis Tage andauern.

Die Entstehung von Gallensteinen wird durch Fettleibigkeit, erhöhte Cholesterinwerte, Diabetes und Schwangerschaften begünstigt. Nierensteine können auf eine Überfunktion der Nebenschilddrüse hinweisen.

Welche Schmerzursachen gibt es?

Was ist eine Nabelkolik?

Die Nabelkolik ist charakterisiert durch typische chronisch immer wiederkehrende, meist nächtliche Schmerzattacken, die im Kindesalter auftreten. Sie hat ihren Namen von der Lokalisation der Schmerzen im Mittelbauch im Nabelbereich. Die kolikartigen Schmerzen nehmen ihren Ausgang vom Dickdarm, der bezeichnenderweise auch „Grimmdarm" genannt wird. Darmgase können sich anstauen, auf den dadurch erhöhten Innendruck reagiert der Dickdarm mit vermehrten Kontraktionen. Diese krampfhafte Zusammenziehung der Dickdarmmuskulatur verursacht die starken an- und abschwellenden Schmerzen. Diese können von kurzer Dauer sein, aber auch über mehrere Stunden anhalten. Häufig hilft schon das Auflegen einer Wärmflasche. Auch Zäpfchen können die Krämpfe lösen. Viel Bewegung der Kinder an der frischen Luft und das Achten auf regelmäßige Stuhlentleerung können dem Übel entgegenwirken.

Die Gallenkolik wird unter dem rechten Rippenbogen empfunden und strahlt in die rechte Schulter, die rechte Halsseite, aber auch in den Rücken aus. Die Nierenkolik nimmt ihren Ausgang im Lendenbereich und strahlt in Hoden oder Schamlippen sowie in den Oberschenkel aus.

Speiseröhre	Luftröhre
Lunge	Bronchus
Obere Hohlvene	Hauptschlagader
	Herz
Zwerchfell	
Leber	Magen
	Milz
Rechte Niere	Pankreas
	Linke Niere
Zwölffingerdarm	Dickdarm
Untere Hohlvene	Hauptschlagader
Ureter	Dünndarm
Wurmfortsatz	Uterus
Eierstock	Blase

Die Ursachen für chronische Eingeweideschmerzen sind vielseitig. Dumpf und krampfartig manifestieren sie sich im Darmbereich, kolikartig bei Niere und Galle und brennend im Magen. Das Herz macht sich mit der Angina pectoris bemerkbar.

Welche Schmerzursachen gibt es bei Krebs?

Unter dem Begriff „Krebs" werden eine Reihe von bösartigen Tumoren zusammengefaßt, die charakterisiert sind durch unkontrolliertes Zellwachstum. Das Wachstum der Krebsgeschwüre erfolgt invasiv über Organgrenzen hinweg, metastasierend, als Tochterabsiedlung an vom Primärtumor entfernten Körperstellen. Durch giftige Stoffwechselprodukte der Krebszellen entwickelt sich die Krebskachexie, die sich in Abmagerung, Schwäche und eventuell Übelkeit äußert. Man unterscheidet Karzinome aus Zellen des Deckgewebes von Sarkomen aus Zellen des Stütz- und Bindegewebes sowie Lymphome und Leukämien aus den blutbildenden Zellen des Knochenmarkes und Mischtumoren.

Woher kommen Schmerzen bei Krebs?

- Durch den Tumor selbst (durch Druck auf oder Verdrängung von Organen, Umwachsen von Nerven)
- Durch Knochenabbau oder -umbau bei Metastasen (Tochtergeschwüren)
- Als Folge der Tumortherapie (nach Operation, Bestrahlung oder Chemotherapie)
- Unabhängig vom Krebsleiden bestehende Schmerzen (Arthroseschmerzen, Kopfschmerzen) können durch die psychische Belastung auf die Diagnose „Krebs" verstärkt werden

Die Diagnose „Krebs" führt bei nahezu allen Betroffenen zu einem existenziellen Schock, gekoppelt mit Angst darüber, einem qualvollen Ende unter Schmerzen entgegenzugehen mit körperlichem Verfall und Verlust der Selbstbestimmung. Hinzu kommt die Sorge um die Angehörigen. Das Wissen darüber, wodurch die Schmerzen bei Krebs entstehen, durch welche Faktoren sie verstärkt werden und wie man sie behandelt, kann bei der Auseinandersetzung mit der Krankheit hilfreich sein.

Wie kommt es zu Krebsschmerzen?

Abhängig von der Art und der Lokalisation der Geschwulst leiden – besonders im fortgeschrittenen Stadium – 30 bis 70 Prozent der Krebskranken an Schmerzen, die behandlungsbedürftig sind. Die Schmerzen können durch den Tumor selbst verursacht werden. An erster Stelle der Schmerzursachen steht dabei die Einbeziehung von Knochen entweder in Form eines primären Knochentumors (Sarkom) oder als Absiedlung von Tumorgewebe im Knochen (Knochenmetastase). Dabei werden durch das Tumorwachstum – vor allem durch Ab- und Umbau des Knochens – schmerzleitende Stoffe freigesetzt. Nervenimpulse werden zum Gehirn geleitet und dort zu einer Schmerzempfindung verarbeitet. In anderen Fällen – besonders, wenn es sich um Absiedlungen in der Wirbelsäule und im Beckengürtel handelt – kann es im Bereich der Metastase zur Instabilität und zu Knochenbrüchen kommen. Bei Einbruch eines Wirbelkörpers kann das Austrittsfenster des Nerven aus dem Wirbelkanal eingeengt werden, so daß Druck auf den Nerven ausgeübt wird. Dies führt zur chronischen Erregung des Nerven. Daraus resultiert der „neuropathische" Schmerz, der entlang des Ausbreitungsgebietes des Nerven empfunden wird. Derartige Schmerzen können auch entstehen, wenn der Tumor in Nervengewebe hineinwuchert oder durch seine Ausdehnung Druck auf Nervenbahnen ausübt. Bei Ausdehnung des Tumors im Bauch- und Beckenraum können Eingeweide und Hohlorgane einbezogen werden, wodurch heftige Eingeweideschmerzen herrühren können. Eine Reihe von Krebs-

Wenn Niedergeschlagenheit und Verzweiflung zur Verstärkung der Krebsschmerzen beitragen, kann eine Behandlung mit Antidepressiva unterstützend wirken.

geschwulsten neigt zu geschwürigem Zerfall, besonders im Schleimhautbereich. Solche Krebsgeschwüre können ebenfalls starke Schmerzen verursachen.

Warum kann es nach einer Chemotherapie zu Schmerzen kommen?

Durch die typische Vernarbung die nach einer Entfernung des Tumors an dem Gewebe auftritt, können ebenfalls starke Schmerzen entstehen.

Schmerzen können auch im Gefolge der Tumortherapie auftreten nach Operationen, Chemotherapie und Bestrahlung. Bei einer Tumoroperation wird versucht, die Krebsgeschwulst weitflächig zu entfernen. Dabei entstehen Narben, die Schmerzen verursachen können, ebenso wie durch unvermeidbare Verletzungen von Nerven. Durch Unterbrechung von Lymphwegen bei der Entfernung von Lymphknoten kann eine Lymphabflußstauung (Lymphödem) auftreten, wodurch auch Schmerzen entstehen können. Da die Strahlentherapie auf einer gezielten Gewebszerstörung des Tumors beruht, tritt in der Folge eine flächige Vernarbung auf, die wie jede große Narbe Schmerzen verursacht, aber auch Nerven in das Narbengewebe mit einbezieht und dadurch neuropathische Schmerzen auslösen kann. Auch die Chemotherapie kann durch Schädigung von peripheren Nerven behandlungsbedingte und daher nicht vermeidbare Schmerzen bewirken.

Welche Schmerzen können noch auftreten?

Durch die Krebserkrankung bedingt, aber nicht unmittelbar durch den Tumor ausgelöst können Schmerzen als Folge von Begleiterkrankungen auftreten, wie Gürtelrose oder bei langer Bettlägerigkeit das Druckgeschwür. Etwa 20 Prozent der Krebskranken leiden zusätzlich und unabhängig von ihrem Tumor an Schmerzen anderer Ursache wie Migräne, Spannungskopfschmerz oder Gelenkschmerzen. Die Schmerzwahrnehmung kann zudem durch psychische Faktoren wie Angst, Verzweiflung, Depression noch verstärkt werden. Es kann sich daraus über den Schmerz ein Teufelskreis entwickeln, der die Krankheitssituation ständig weiter verschlechtert.

Wie sieht die Behandlung des Krebsschmerzes aus?

In der ersten Phase der Erkrankung wird versucht, den Krebs ursächlich zu behandeln durch Operation, Bestrahlung und durch Medikamente, die die Zellteilung und damit das Krebswachstum hemmen. Damit kann – wenn die Therapie frühzeitig genug eingesetzt hat – der Krebs „geheilt" werden. Schmerzen bei einer Krebserkrankung sind behandlungsbedürftig, auch deshalb, weil die Angst vor einem erneuten Ausbruch der Krankheit ständiger Begleiter eines Patienten mit erfolgreich behandeltem Krebs ist. Neben die medikamentöse Schmerzbehandlung mit Analgetika und physikalischen Maßnahmen wie Lymphdrainage und Narbenmassage treten die psychologische Betreuung sowie engmaschige Nachkontrollen, um die Angst vor einer neuen Erkrankung abzubauen. Ziel einer Behandlung ist die Schmerzfreiheit und die Erhaltung der Selbstbestimmung des Kranken. Dazu haben Schmerzexperten der Weltgesundheitsorganisation (WHO) einen „Stufenplan" erarbeitet, der der Schmerztherapie bei fortschreitender Krebskrankheit Rechnung trägt.

Nach neueren Befunden ist in etwa 90 Prozent der Fälle die Schmerzbehandlung bei Krebsleiden erfolgreich.

Wie ist der Stufenplan der WHO aufgebaut?

Ziel dieses Stufenplanes ist es, dem Patienten bis zu seinem Ende eine möglichst schmerzfreie und damit lebenswerte Zeitspanne zu ermöglichen. In einer solchen Therapie kommt es zwar häufig zur Medikamentenabhängigkeit, die aber angesichts der geringen Lebenserwartung wohl kaum ins Gewicht fällt und daher unberücksichtigt bleiben sollte.

Da das Karzinom eine fortschreitende chronische Erkrankung ist, passen sich die Behandlungsempfehlungen der WHO dem fortschreitenden Leiden des Patienten und der damit verbundenen sich verändernden Schmerzintensität an.

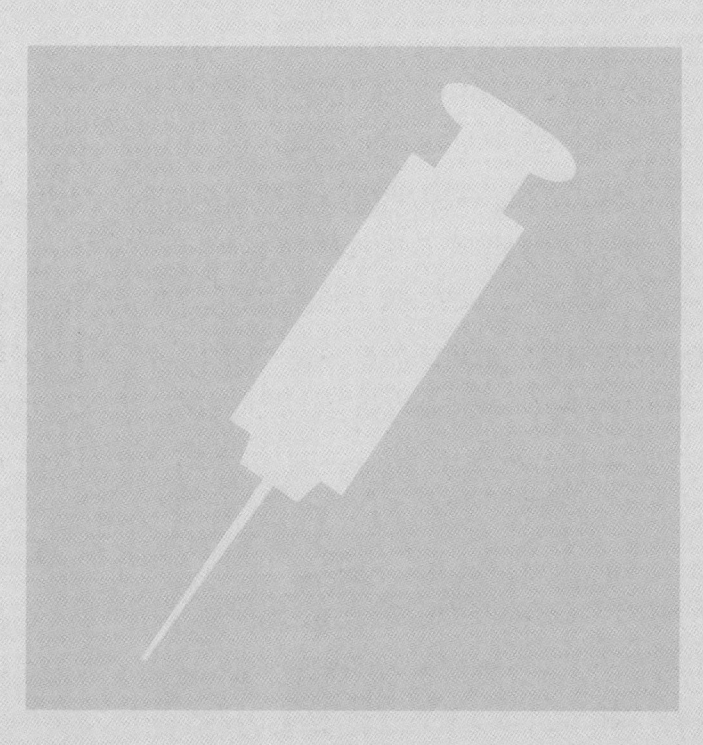

Wie werden chronische Schmerzen behandelt?

Chronische Schmerzen stellen für diejenigen, die ihnen oft über Jahre hinweg ausgesetzt sind, eine permanente Einschränkung ihrer Lebensqualität dar. Oft wird die Geduld dieser Menschen auf eine harte Probe gestellt, denn derartige Schmerzen verschwinden nicht von heute auf morgen. Da sie einen relativ langen Entstehungsweg haben, erfordert auch ihre Behandlung Geduld und viel Disziplin. Gerade bei den chronischen Schmerz-Patienten ist der Arzt sehr auf die Unterstützung des einzelnen Patienten angewiesen. Die schmerzauslösenden Faktoren unter aktiver Mithilfe des Patienten genau zu analysieren und danach die Behandlung abzustimmen ist ein weiterer Schritt zu einem schmerzfreieren Leben.

Welche Behandlungsformen gibt es?

Die Behandlung chronischer Schmerzen besteht oft aus einer Kombination mehrerer Therapieformen, die je nach Art, Stärke und Dauer der Schmerzen individuell auf den Patienten abgestimmt werden.

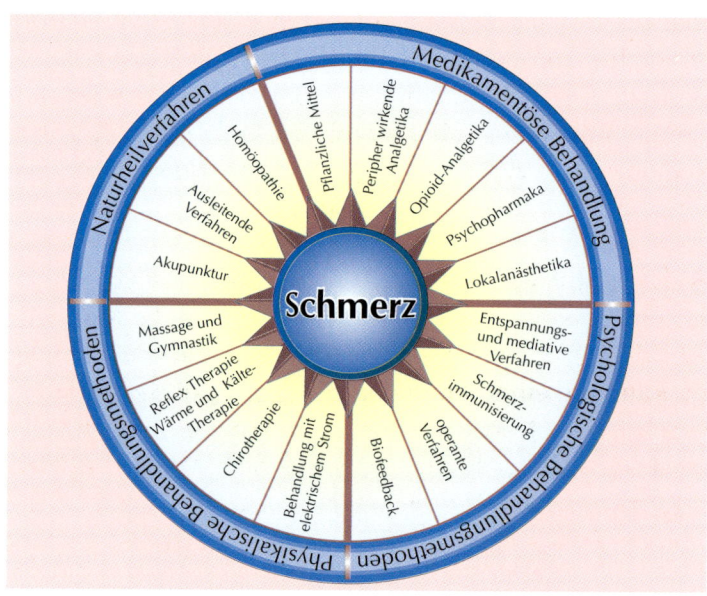

Der abgebildete Schmerzkreis zeigt die verschiedenen Behandlungsmöglichkeiten an, die bei einer schmerzhaften chronischen Erkrankung zur Verfügung stehen.

Wie sieht eine medikamentöse Behandlung aus?

Medikamente können durch verschiedene Wirkungsweisen den Schmerz eindämmen. Neben Schmerzmitteln, die am Ort des Schmerzes direkt wirken, gibt es auch solche, die über das Gehirn eine Ausschaltung des Signals Schmerz bewirken. Über sogenannte Lokalanästhetika wird der Weg des Schmerzes zum Zentralnervensystem einfach unterbrochen. Zudem kommen in der Schmerzbehandlung immer auch Medikamente auf pflanzlicher Basis zum Einsatz, die auf schonende und milde Weise wirken.

Wie werden chronische Schmerzen behandelt?

Welche Naturheilverfahren kennt man?
Mehrere wiederentdeckte traditionelle Naturheilverfahren sind dabei, sich in der Schmerzbekämpfung einen festen Platz zu erobern. So arbeitet die Homöopathie mit dem Prinzip „Ähnliches mit Ähnlichem heilen". Daneben wurden die ausleitenden Verfahren wiederentdeckt. Zu ihnen gehören unter anderem das Schröpfen oder die Behandlung mit Blutegeln. Nicht zuletzt weist gerade bei chronischen Schmerzen die jahrtausendealte Methode der Akupunktur, bei der dem Patienten auf schmerzlose Weise an bestimmten Stellen des Körpers Nadeln in die Haut gestochen werden, beachtliche Erfolge bei der Schmerzbekämpfung auf.

Welche physikalischen Methoden sind wirksam?
Verschiedene physikalische Methoden wie die Massage oder die Reizstromtherapie werden den Patienten häufig im Rahmen einer krankengymnastischen Behandlung verschrieben. Je nach Schmerzart können auch lokale Anwendungen in Form von Kälte oder Wärme Besserung bewirken. Die Chirotherapie wird besonders bei Schmerzen des Bewegungsapparates eingesetzt.

Warum kommen auch psychologische Behandlungsmethoden zum Einsatz?
Da man weiß, daß auch die Psyche des Patienten eine wesentliche Rolle bei der Entwicklung und Aufrechterhaltung von Schmerzen spielt. Zahlreiche Verfahren setzen dort an, wo Angst, Spannung, Depression und Mutlosigkeit das Allgemeinbefinden des Patienten verschlechtern. Dafür kommen neben Entspannungstechniken die sogenannte Schmerzimmunisierung und das Biofeedback in Betracht. Der Patient soll schrittweise lernen, dem Schmerz Aktivitäten entgegenzusetzen, die das Schmerzgeschehen günstig beeinflussen.

Mit der Chirotherapie werden durch spezielle Handgriffe krankhafte Reflexe der Muskulatur, die Gelenkblockaden hervorrufen, durchbrochen.

Es ist mittlerweile auch möglich, mit Hilfe bestimmter elektronischer Geräte den Schmerz sichtbar zu machen. Patienten lernen dadurch, Schmerz und seine Entstehung willentlich zu beeinflussen.

Schmerzbehandlung im Überblick

Auf den folgenden Seiten wird Ihnen zuerst in einem Überblick dargestellt, welche Möglichkeiten der Schmerzbehandlung die Medizin bei den einzelnen in Kapitel 2 dargestellten chronischen Schmerzzuständen hat. Danach werden die Therapieformen im einzelnen erläutert, wobei die Gruppe der Medikamente gesondert in Kapitel 4 besprochen wird.

Wie werden Kopfschmerzen behandelt?

Die Behandlung der Migräne beginnt mit einem die Übelkeit und Erbrechen unterdrückenden Medikament, gefolgt von einem leichten Schmerzmittel, am besten in Form einer Brausetablette. Bei einem schweren Migräneanfall kommen meist stärkere Schmerzmittel in Form von besonders wirksamen Zäpfchen zur Anwendung. Für die Langzeitvorbeugung der Migräne wird vorrangig eine Behandlung mit einem Betarezeptorenblocker angestrebt, dessen Wirkungserfolg nach etwa vier bis sechs Wochen abzusehen ist.

Zur Behandlung des akuten Spannungskopfschmerzes werden neben schmerzstillenden Medikamenten auch länger wirkende Antiphlogistika – entzündungshemmende Medikamente – empfohlen. Für die Prophylaxe über sechs bis acht Monate werden Antidepressiva in Form einer konsequent durchgeführten Kur angewendet. Daneben haben sich physikalische und krankengymnastische Verfahren bewährt, um die erhöhte Muskelspannung abzubauen.

Der akute Anfall beim Clusterkopfschmerz wird mit reiner Sauerstoffatmung behandelt. Wenn die Schmerzen darauf nicht nachlassen, kann ein Migränemittel injiziert oder – jedoch keinesfalls zusammen – Ergotamintartrat inhaliert werden. Zur Prophylaxe wird die kurmäßige Anwendung eines Kalziumantagonisten empfohlen.

Zusätzlich zu einer Behandlung mit Medikamenten können bei Migräne Entspannungsverfahren wie autogenes Training oder Akupunktur das Auftreten und die Häufigkeit neuer Anfälle vermindern.

Wie werden chronische Schmerzen behandelt?

Die Behandlung von Nackenkopfschmerz besteht in Antiphlogistika, Chirotherapie, Wärme- und Massageanwendungen sowie TENS. Bei länger dauernden, durch pathologische Muskelreflexe aufrechterhalten Schmerzen kann durch therapeutische Lokalanästhesie in manchen Fällen Besserung erreicht werden.

Wie werden Gesichtsschmerzen behandelt?

Als häufigste Form von Gesichtsschmerzen steht die Trigeminusneuralgie im Vordergrund. Die Attacken des Hirnnervs, der sich über eine Gesichtshälfte zieht, treten zunächst sporadisch, schließlich jedoch mehrmals am Tage auf. Sie sind gekennzeichnet durch das blitzartige Einschießen eines heftigst brennenden Schmerzes, der nur ein paar Sekunden anhält, jedoch so stark ist, daß die Patienten, speziell bei häufigen „Anfällen", aus Verzweiflung selbstmordgefährdet sind. Die Angst vor diesen Schmerzkrämpfen ist meist riesengroß. Deshalb liegt das Hauptaugenmerk der Behandlung in der Vorbeugung. Am besten haben sich hierbei Antiepileptika bewährt. Sind diese nicht wirksam, bleibt manchmal nur eine komplizierte Operation.

Die Behandlung des atypischen Gesichtsschmerzes, der oft in Folge von Operationen im Gesichtsbereich auftritt, besteht in der Gabe von Analgetika. Ist diese Form des Gesichtsschmerzes chronisch geworden, werden Antidepressiva zusammen mit psychotherapeutischen Verfahren und Selbsthilfeprogrammen eingesetzt.

Bei Schmerzen, die aus dem Bewegungsapparat des Gesichtes kommen, werden kieferorthopädische Behandlungsverfahren und verhaltenstherapeutische Maßnahmen zur Kontrolle der Verspannung in der Kaumuskulatur angewendet. Zudem können Entzündungshemmer sowie muskelentspannende Medikamente gegeben werden.

Häufig sind Gesichtsschmerzen über bestimmte Triggerpunkte auslösbar. An diesen Stellen können die therapeutische Lokalanästhesie sowie TENS langanhaltend schmerzlindernd wirken.

Wie werden Rückenschmerzen behandelt?

Die Behandlung des akuten Rückenschmerzes besteht in kurzfristiger Bettruhe mit Entlastung der Wirbelsäule, Verabreichung von länger wirkenden Antiphlogistika, eventuell auch muskelentspannenden Medikamenten sowie nach Abklingen der akuten Phase Massage, Muskeldehnung, Chirotherapie und vor allem gezieltes Training der Rückenmuskulatur. Bei starkem radikulär bedingtem Rückenschmerz kann die lokale Kortikoidtherapie notwendig werden sowie die operative Befreiung der Nervenwurzel aus der Kompression.

Bei chronischen Rückenschmerzen ist ein gezieltes Training der Rückenmuskulatur angezeigt.

Die Behandlung chronischer Rückenschmerzen zielt darauf ab, der Inaktivität und der damit vorprogrammierten Invalidität entgegenzuwirken durch:

1. Adäquate, ärztlich kontrollierte Schmerzbehandlung mit Antiphlogistika, TENS, reflextherapeutischen Maßnahmen, Akupunktur
2. Änderung der Arbeitsplatzbedingungen, eventuell Umschulung, Einübung von Gebrauchsbewegungen
3. Bewegungstherapie durch Entspannungsübungen und gezieltem Training der Muskulatur durch Heilgymnastik (Rückenschule)
4. Selbstkontrolle und -motivation durch Führung eines Schmerz- / Aktivitäts-Tagebuches
5. Psychosomatische Rückenschmerzen werden mit psychologischen Verfahren, eventuell unterstützt mit Antidepressiva, behandelt.

Eine Sonderstellung nimmt die Osteoporose ein. Da ihre Ursache in der Demineralisation von Knochensubstanz liegt, wird hier auch in der Therapie angesetzt. Es werden Vitamin D, Kalzium, Fluor und Östrogene verabreicht. Letztere sorgen für eine positiven Muskelstoffwechsel und erreichen dadurch Schmerzfreiheit. Krankengymnastische Übungen, Bewegungstherapie und vorsichtige Massage ergänzen das Behandlungsspektrum.

Durch Entkalkung der Knochen werden diese brüchig und weniger tragfähig. Dies kann – meist nach der Menopause – im Knochen starke Schmerzen bewirken. Muskeltraining (Schwimmen) kann einen Teil der Knochenmasse wieder aufbauen.

Wie werden andere Schmerzen aus dem Bewegungsapparat behandelt?

Die Behandlung der Bechterewschen Krankheit im Schub besteht in der Unterdrückung der Entzündung und Schmerzen durch Antiphlogistika sowie gezielter, mobilisierender Bewegungstherapie.

Die Behandlung von Schulterschmerz besteht – wenn die Entzündungsvorgänge im Vordergrund stehen – in Entzündungshemmung mit Antiphlogistika und/oder lokal applizierten Kortikoiden in Kombination mit Wärme sowie passiver und aktiver Bewegungstherapie, um der Bewegungseinschränkung entgegenzuwirken. In Fällen, wo Gelenkblockaden durch Nervenreizung von der Halswirbelsäule ausgehen, können chirotherapeutische Verfahren Besserung bringen. Unterstützend können TENS und Akupunktur angewendet werden.

Die Behandlung der Arthrose zielt darauf ab, die Entwicklung von Gelenkdeformierungen zu verhindern und setzt sich zusammen aus

◆ medikamentöser Entzündungshemmung in Aktivierungsphasen
◆ Bewegungstherapie zur Dehnung und Kräftigung verkürzter und abgeschwächter Muskulatur, besonders günstig im warmen Bewegungsbad
◆ Reduktion von Übergewicht
◆ bei starken Gelenkfehlstellungen tragen von orthopädischem Schuhwerk
◆ in schweren Fällen Ersatz der gelenkformenden Knochen aus Kunststoff

Die Behandlung der chronischen Polyarthritis richtet sich auf

◆ Schmerzlinderung mit Antiphlogistika und/oder systemischer Gabe von Prednisolon
◆ Verhinderung von nicht rückgängig zu machenden Gelenkdeformierungen durch frühzeitigen Einsatz von

Die wichtigste Maßnahme beim Muskelschmerz ist die ärztlich gelenkte Veränderung eines passiven Lebensstils. Konsequente, täglich durchgeführte Krankengymnastik mit Entspannungstechniken sowie Teilnahme an einem Fitneßprogramm, um die wiedererlangte Muskelfunktion zu trainieren.

Basistherapeutika (Malariamittel, Gold, D-Penicillamin, Methotrexat)
◆ Erhaltung der Gelenkbeweglichkeit durch konsequente Anwendung von Wärme- und Bewegungstherapie

Die Behandlung des Muskelschmerzes besteht in schmerzloser Dehnung des verspannten und meist chronisch verkürzten Muskels durch Betäubung der überreaktiven Schmerzsensoren im Triggerpunkt durch Injektion eines Lokalanästhetikums oder Kältesprays mit nachfolgender passiver Muskeldehnung (spray and stretch). Daneben steht die kontrollierte Einnahme von Analgetika und Antiphlogistika. An physikalischen Methoden eignen sich die Durchblutungsförderung durch Wärmeanwendung, TENS, Massage oder Akupunktur.

Wie werden Herzschmerzen behandelt?

Wenn auf die Entlastung der Herzarbeit durch Nitroglycerin keine deutliche Schmerzlinderung erfolgt, wird eine Schmerzbehandlung mit Morphin oder Metamizol eingeleitet, um die vegetativen Folgen des Schmerzes auf das Herz auszuschalten. Schnellster Transport ins Krankenhaus verbessert die Chance, durch die Behandlung mit Thromben-auflösenden Stoffen (Lysis) die Durchblutung wieder in Gang zu setzen. Zur Verhinderung eines Reinfarktes wird die Blutgerinnungsfähigkeit mit gerinnungshemmenden Stoffen auf niedrige Werte abgesenkt.

Wie werden Schmerzen des Verdauungstraktes behandelt?

Bei einer B-Gastritis, die durch ein Bakterium verursacht wird, ist die Entzündung durch eine Kombinationsbehandlung aus Antibiotikum einerseits und einem Medikament, das die Säureproduktion im Magen stoppt,

Bei der Behandlung einer Gastritis mit Antibiotika ist es wichtig, daß die Patienten die vorgeschriebene Einnahmedauer genau einhalten, auch wenn die Schmerzen vielleicht schon vorher nachgelassen haben. Ansonsten kann es sein, daß das Bakterium nicht vollständig abgetötet wurde und die Entzündung zurückkehrt.

heilbar geworden. Die Behandlung der C-Gastritis besteht in der Hemmung der Säureproduktion durch bestimmte Medikamente. Ein weiterer Therapieansatz bei der C-Gastritis ist der Einsatz bestimmter Stoffe, die eine schützende Wirkung auf die empfindliche Magenschleimhaut haben sollen.

Die Behandlung des Reizkolons besteht in der Umstellung auf eine vollwertige ballaststoff- und vitaminreiche Ernährung, dem Rat zu ausreichender Bewegung und eventuell Entspannungsübungen.

Die Behandlung von colitis ulcerosa wie auch von Morbus Crohn besteht im Schub in der Unterdrückung der Entzündung sowie der Verhinderung einer Ausweitung der Infektion mit Breitbandantibiotika. Als Basis- und Dauertherapie wird ein Medikament eingesetzt, das erst im Dickdarm durch bakterielle Spaltung wirksam wird und gleichzeitig die überschießenden Immunreaktionen unterdrückt.

Die Akutbehandlung bei Nieren- und Gallenkoliken besteht in der Anwendung von Wärme, krampflösenden Medikamenten in Kombination mit Analgetika. Die ursächliche Behandlung zielt auf Entfernung der Steine durch Zertrümmerung oder Operation ab.

Wie werden Krebsschmerzen behandelt?

Die Krebsbehandlung erfolgt in der Frühphase durch ursächliche Maßnahmen wie Operation, Bestrahlung, Chemotherapie. In späteren Stadien des Krebses steht die Symptomenkontrolle im Vordergrund, um dem Patienten die letzte Lebensphase ohne quälende Schmerzen zu ermöglichen. Der Stufenplan der WHO paßt sich dem fortschreitenden Leiden und der damit verbundenen sich verändernden Schmerzintensität an. Starke Knochenschmerzen reagieren mitunter gut auf die Gabe von Calcitonin.

Die Naturheilkunde setzt bei fortschreitendem Krebsleiden Mistelextrakte zur Stärkung der körpereigenen Abwehrkräfte ein.

Wie wird Akupunktur in der Schmerzbehandlung eingesetzt?

Mit Akupunktur werden sehr beachtliche Erfolge in der Behandlung chronischer Schmerzen erzielt.

Akupunktur ist ein heute auch von der westlichen Medizin weitgehend anerkanntes Verfahren im Sinne eines ganzheitlich orientierten Behandlungskonzeptes. Der Name „Akupunktur" für die Nadelbehandlung wurde von dem holländischen Arzt und Chinareisenden Willem Ten Rhyne geprägt, der 1683 die traditionelle chinesische Heilbehandlung mit Nadeln beschrieb. Die internationale Wissenschaftssprache war zu jener Zeit Latein. Er bildete aus acus = Nadel und pungere = stechen ein Kunstwort „Akupunktur", mit dem das Verfahren treffend beschrieben wird.

Welche Tradition hat die Akupunktur?

Die Akupunktur ist eine chinesische Entwicklung. Prähistorische Funde von Steinnadeln belegen, daß schon während der Steinzeit Nadelbehandlungen angewendet wurden. Erst mit der systematischen Lehre des Taoismus – Anfänge um 400 v. Chr. – wandelte sich die primitive Volksmedizin hin zu einer Gelehrtenmedizin. Dieses 2500 Jahre alte Medizinverständnis hat sich bis in die Neuzeit kaum verändert. Die Nicht-Nachvollziehbarkeit dieser altchinesischen Vorstellung nährte im Westen die Skepsis gegenüber dieser Methode. Ungeachtet dessen ist es jedoch äußerst beeindruckend, daß mit einer solch simplen Methode – dem Einstechen von Nadeln an bestimmten Körperpunkten – oftmals geradezu wunderbare therapeutische Effekte und besonders in der Schmerzbehandlung erzielt werden können.

Die Weltgesundheitsorganisation WHO hat 1979 eine Positiv-Liste zusammengestellt, in der über 40 Krankheiten aufgeführt sind, bei denen die Anwendung der Akupunktur empfohlen werden kann.

Das Konzept der traditionellen chinesischen Heilkunde

Chinesischen Medizinern war es durch den großen Philosophen Konfuzius (551–479 v. Chr.) streng untersagt,

Leichenöffnungen vorzunehmen, um die Anatomie des Menschen zu studieren. Aus dieser Not machten die Ärzte des chinesischen Altertums eine Tugend und entwickelten eine ausgefeilte Kunst, durch Beobachtung von äußeren Zeichen auf Vorgänge im Inneren des Körpers zu schließen.

Welche Bedeutung haben Qi, Yin und Yang?

Ausgehend von der Naturbeobachtung, daß Flüsse und Bäche das Land fruchtbar machen, geht man von einem ausgedehnten Netzwerk von Verbindungswegen im menschlichen Körper aus, in dem die Vitalkraft Qi kreist. In der westlichen Medizin wurden diese Verbindungen als „Meridiane" bezeichnet, analog den Längengraden, die sich von Pol zu Pol über die Erdkugel erstrecken: Entlang den zwölf Hauptmeridianen und den acht Sondermeridianen kreist das Qi, versorgt die einzelnen Organe und Gewebe mit der nötigen Lebensenergie und verbindet so die einzelnen Teile zu einer funktionellen Einheit.

Nach traditionell chinesischer Auffassung bestimmen die entgegengesetzten Grundprinzipien Yin (weiblich) und Yang (männlich) das Universum und somit auch den Menschen. Diese Gegensatzpaare werden symbolisiert durch die Monade Tai Chi (höchste Vollkommenheit). Krankheit wird als Disbalance zwischen Yin und Yang aufgefaßt. Nadelung an bestimmten Stellen bringt Yin und Yang wieder ins Gleichgewicht.

Nur wenn Yin und Yang in einem ausgewogenen Verhältnis zueinander stehen, stellt sich Harmonie ein. Auch die Organe sind in das Prinzip von Yin und Yang aufgeteilt. Gesundheit wird somit in dem Sinne gedeutet, daß Yin und Yang in einem ausgeglichenen Verhältnis zueinander stehen. Jedes Zuviel oder Zuwenig des

Nach dem altchinesischen Naturverständnis durchdringt das Qi – die Vitalkraft – alle Lebewesen.

Auf den imaginären Meridianen befinden sich insgesamt 312 Akupunkturpunkte, über die eine Beeinflussung der Organsysteme möglich ist.

Die Bedeutung von Yin und Yang
weiblich ⇔ männlich
schwach ⇔ stark
dunkel ⇔ hell
Erde ⇔ Himmel
Nacht ⇔ Tag

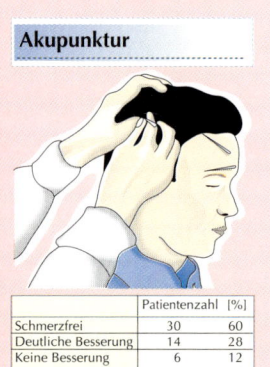

Akupunktur		
	Patientenzahl	[%]
Schmerzfrei	30	60
Deutliche Besserung	14	28
Keine Besserung	6	12

Bei der Akupunktur werden an bestimmten Stellen der Haut Nadeln eingestochen.

einen oder anderen Prinzips führt zu Störungen. Nach der traditionellen chinesischen Lehre werden Krankheiten klassifiziert entweder nach dem Fülle-Typ (Shi), also ein Zuviel an Yang oder Yin, oder nach dem Leere-Typ (Xu), ein Zuwenig an Yang oder Yin. Durch das Nadeln jener bestimmten Akupunkturunkte gelingt es nach chinesischer Vorstellung, das Qi bei einem Leerezustand hinzuleiten oder bei einem Füllezustand abzuleiten.

Was geschieht bei der Akupunktur?

Eine Akupunktur-Behandlung erfolgt durch Einstechen von Nadeln an bestimmten Stellen der Haut, den spezifischen Akupunkturpunkten. Versuche mit Scheinakupunktur an Stellen, wo sich keine Punkte befinden, zeigen im Vergleich zur zielgenauen Punktnadelung nur geringfügige Effekte, die sich keineswegs mit der durch echte Akupunktur vergleichen lassen.

Nach korrekter Einführung der Nadel soll sich im Idealfall das sogenannte De-Qi-Gefühl einstellen (De Qi = die Energie strömt), eine komplexe Empfindung, die sich zusammensetzt aus Wärme-, Schwere- Schmerz- und Taubheitsgefühl und entlang dem Meridianverlauf verspürt werden kann.

Für die Schmerzlinderung unterscheidet man Nahpunkte, die sich auf den Meridianen in der Nähe des Schmerzgeschehens befinden, und Fernpunkte, über die – weit in der Körperperipherie gelegen – Schmerzen unterschiedlichster Ursache beeinflußt werden können: Die beiden wichtigsten Schmerzfernpunkte liegen in der Vertiefung zwischen Daumen und Zeigefinger (Hegu = Dickdarm 4) und am Grundgelenk der zweiten Zehe (Neiting = Magen 44). Auch in der Ohrmuschel befinden sich zwei wichtige Analgesiepunkte, die zugleich beruhigend wirken. Zwar existieren die Meridiane als energieführende Kanäle nicht. Dennoch ist z. B. eine Be-

Wie werden chronische Schmerzen behandelt?

einflussung des Schmerzgefühls, aber auch anderer physiologischer Funktionen durch Nadelung bestimmter ausgewählter Punkte möglich.

Der Wiener Histologe Kellner hat nachgewiesen, daß sich an den klassischen Akupunkturpunkten besonders viele sensible Nervenendstrukturen befinden. In neuerer Zeit konnte gezeigt werden, daß Durchtrittsstellen von Nerv-Gefäßbündeln durch die Fascien (der Umhüllung von Muskeln) mit den klassischen Akupunkturpunkten zusammenfallen.

Die schmerzempfindlichen Nervenenden der Haut werden durch den Einstich der Nadel nicht direkt gereizt. Durch die Mikroverletzung des Nadeleinstiches kommt eine ganze Kaskade von Lokalreaktionen in Gang, die zur Freisetzung von Gewebsmediatoren führen, die nun wieder ihrerseits die Nozizeptoren erregen. Die Erregung wird weitergeleitet an das Zentralnervensystem, wo auf allen Ebenen vom Rückenmark bis zur Großhirnrinde Bewertungen stattfinden. Die Verletzung durch den Nadelstich wird als belanglos eingestuft und aktiviert dadurch Hemmechanismen, die absteigend von bestimmten Formationen des Gehirns die Weiterleitung des Schmerzreizes blockieren.

Für die Wirksamkeit der Akupunktur in der Schmerzbekämpfung ist ein funktionierendes Nervensystem Voraussetzung.

Wobei kann die Akupunktur helfen?

Die Akupunktur eignet sich zur Behandlung von Schmerzzuständen wie Zahnschmerzen, Kopfschmerzen, Migräne, Gesichtsschmerzen vom Typ der Trigeminusneuralgie, Linderung des Geburtsschmerzes sowie auch bei Schmerzen aus dem Bewegungsapparat, wie Kreuzschmerzen oder Schulter-Arm-Schmerzen. Aber auch bei der Behandlung von Lähmungen, von Allergien, Atemstörungen vom Asthma-Typ und Erkrankungen im Magen-Darmbereich wie Gastritis und Ulcus, Kolitis, Verstopfung und Durchfall ist sie sehr hilfreich.

Viele Patienten sind nach einer Nadelung über einen längeren Zeitraum schmerzfrei.

Wie funktioniert die Schmerzbehandlung mit elektrischem Strom?

Jede Form der medizinischen Behandlung mit elektrischem Strom erfolgt über Elektroden, einer Anode und einer Kathode, die mit der Haut in Kontakt gebracht werden.

Strom kann entweder in Form von kontinuierlichem Gleichstrom, niederfrequent gepulstem Gleichstrom oder als Wechselstrom (TENS) angewendet werden. In jedem Falle erfolgt die Durchströmung des Gewebes mit Elektrizität durch Elektroden.

Indiziert für die Behandlung mit elektrischem Strom sind vor allem chronisch-degenerative Prozesse am Bewegungsapparat, die sich häufig über Muskelverspannungen und Minderdurchblutung selbst verstärken. Beim Durchtritt durch das Gewebe führt der elektrische Strom zur verbesserten Gewebsdurchblutung, dies hat vermehrten Abtransport von Stoffwechselprodukten zur Folge und somit Unterbrechung des fehlerhaften Regelkreises.

Elektrizität wurde in der Medizin schon lange vor der Entdeckung des physikalischen Phänomens im antiken Griechenland zu therapeutischen Zwecken angewendet. Dabei wurde der Stromstoß, den elektrische Fische wie Rochen oder Aale produzieren, für die Elektrisierung ausgenutzt. In der physikalischen Medizin hat der kontinuierliche oder niederfrequent gepulste Gleichstrom schon seit Jahrzehnten seinen festen Platz. Dagegen werden Wechselströme in Form der transcutanen elektrischen Nervenstimulation (TENS) erst in neuerer Zeit angewendet.

Was bedeutet Galvanisation?

Ein kontinuierlicher Gleichstrom wird mit großen Flächenelektroden in den Körper eingebracht. Die Haut wird mit nassen Schwämmen vor dem direkten Kontakt mit den Elektroden geschützt. Damit kann eine Hautreizung weitgehend vermieden werden. Eine Weiterent-

Wie werden chronische Schmerzen behandelt?

wicklung dieser Methode ist das sogenannte Zellenbad, wobei die eine Extremität in einer Wanne an der Anode, die andere in einer an der Kathode angeschlossenen Wanne badet. Neben einer leichten Verstärkung der Hautdurchblutung kommt es in den tieferen Gewebsschichten zur Anregung der Stoffwechselfunktionen sowie Verminderung von Entzündungsprozessen, wahrscheinlich durch verbesserten Abtransport von Entzündungsstoffen.

Wann wird Galvanisation angewendet?

Galvanisation wird besonders bei Muskel- und Nervenschmerzen, wie auch bei entzündlichen und degenerativen Gelenkerkrankungen angewendet. Die wohltuende schmerzlindernde Wirkung dieser Methode wird auf die verbesserte lokale Durchblutung und Anregung von Stoffwechselvorgängen zurückgeführt. Außerdem können mittels Gleichstrom schmerzstillende Medikamente wie Salicylsäure schonend unter Umgehung des Magens direkt in ein erkranktes Gelenk eingebracht werden. Diese Methode nennt man „Iontophorese".

Was versteht man unter TENS?

Bei der transcutanen elektrischen Nervenstimulation TENS (von lat. „trans" für durch und „cutis" für Haut) werden Rechteckimpulse von zwei tausendstel Sekunden Dauer oder gleichgerichtete Wechselströme verwendet. Der Strom wird über große Plattenelektroden von 50 bis 150 Quadratzentimeter eingeleitet.

Die Elektroden werden entweder direkt über der schmerzenden Stelle oder in dem dazugehörigen Segment an der Wirbelsäule angelegt. Abhängig von Stromstärke und Frequenz der Impulse werden Nervenstrukturen in der Nachbarschaft der Elektroden gereizt oder blockiert.

Bei vielen chronischen Schmerzzuständen übernehmen die Krankenkassen die Kosten für ein TENS-Gerät, mit dem die Patienten sich dann zu Hause selbst behandeln können.

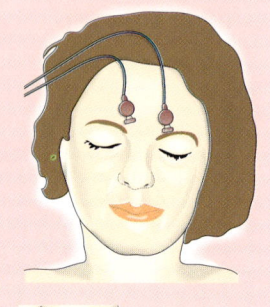

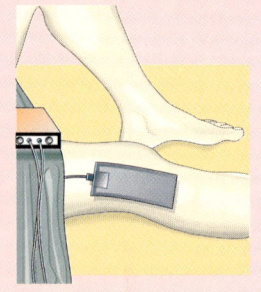

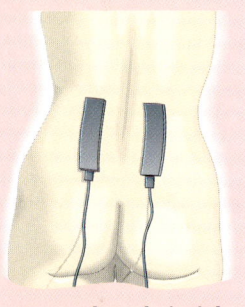

Anwendungsbeispiele für TENS: Hilfreich bei einer Schmerzdauer unter einem Jahr, bei Schmerzminderung durch körperliche Arbeit, bei Schmerzzunahme während der Nacht.

Wo liegt der Vorteil von TENS?

Diese Art der Nervenstimulation durch elektrischen Strom eignet sich besonders zur Behandlung von chronischen Schmerzzuständen. Nach kurzer Testung und Einübung unter klinischer Kontrolle kann dem Patienten mit chronischen Schmerzen auf Kosten der Krankenkassen ein TENS-Gerät leihweise verordnet werden.

Wie effektiv ist TENS?

Oft ist die transcutane elektrische Nervenstimulation nur eine von mehreren Maßnahmen, die bei Patienten mit chronischen Schmerzen gezielt nebeneinander eingesetzt werden. Der Erfolg ist unterschiedlich; insgesamt werden etwa sechs von zehn chronischen Schmerzzuständen positiv durch die transcutane elektrische Nervenstimulation beeinflußt. Nach der Erfahrung sind gute Behandlungsergebnisse zu erwarten.

Die Methode ist nebenwirkungsarm. Bei zu großer Stromstärke kann es zu schmerzhaften Muskelkontraktionen kommen. Auch sollen bestimmte Einsatzzeiten – maximal 30 Minuten – nicht überschritten werden, da es sonst an den Elektrodenkontaktstellen zu Hautrötungen kommen kann. In einer größeren Studie wurde gezeigt, daß ein großer Anteil von Therapieversagern weniger auf die Methode als auf Nichtgebrauch des Gerätes durch den Patienten zurückzuführen war. Es sollte daher darauf hingewiesen werden, daß das geliehene Gerät nur durch regelmäßigen Gebrauch wirksam sein kann.

Was ist epidurale spinale Elektrostimulation (ESES)?

Der Name setzt sich zusammen aus „epi" für „auf", „Dura" für „harte Hirnhaut" und „Spina" für „Wirbelsäule". Zur Bekämpfung schwerer chronischer Schmerzzustände, die auf andere Behandlungsmethoden nicht oder nur ungenügend reagieren, kann ein Elektrosti-

Wie werden chronische Schmerzen behandelt?

mulationsverfahren angewendet werden, das direkt auf die Hinterstränge des Rückenmarkes einwirkt. Dazu wird eine Elektrode durch eine Hohlnadel in den Wirbelkanal vorgeschoben.

Diese Hohlnadel wird epidural implantiert, das heißt, sie kommt auf der harten, zähen Bindegewebsschicht (Dura), die das Rückenmark umgibt, zu liegen. Diese Elektrode wird durch ein dünnes Kabel mit einem elektrischen Stimulator verbunden, der durch eine Batterie betrieben wird. Die Reizfrequenz, Intensität sowie die Reizintervalle werden in das Gerät, das wie ein Herzschrittmacher unter die Haut eingepflanzt wird, einprogrammiert. Mit Hilfe eines starken Magneten kann das Gerät durch den Patienten selbst ein- oder abgeschaltet werden. Durch einige Teststimulationen, die man vorher durchführt, kann man den Grad des Erfolges – der Schmerzminderung oder -freiheit – vorab prüfen.

Wann wird diese Methode eingesetzt?

Diese Form der spinalen Elektrostimulation wird angewendet bei schweren Schmerzen, die durch Nervenwurzelreizung hervorgerufen werden, wie nach Bandscheibenoperation, bei Phantom- und Stumpfschmerzen, bei Schmerzen nach ausgedehnten Nervenverletzungen im Schulter-Arm-Bereich, bei der sympathischen Reflexdystrophie, aber auch bei Ruheschmerzen in einer Gliedmaße infolge arteriellen Verschlusses.

Die Sofort-Erfolgsrate liegt mit 66 bis 83 Prozent sehr hoch. Aber auch eine langfristige Anwendung über drei Jahre und länger hat Behandlungserfolge von 52 bis 65 Prozent aufzuweisen.

Dieses Verfahren zur Schmerzbehandlung ist im engeren Sinne nicht den „physikalischen Behandlungsmethoden" zuzurechnen, sondern nimmt eher eine Mittelstellung ein zu den „operativen" Verfahren.

Bei Trägern von Herzschrittmachern vom Demandtyp können die TENS-Impulse als Herzfrequenz fehlinterpretiert werden, so daß der Schrittmacher im Bedarfsfalle nicht anspricht.

Was leistet die Massage und wie wirkt sie?

Mit der Behandlungsform der Massage kann man chronische Schmerzen aus dem Bewegungsapparat besonders effektiv behandeln. Hierzu gehören lokale Muskelverspannungen (Myogelosen), Muskelschmerzen, die von abgenutzten oder fehlgestellten Gelenken ihren Ausgang nehmen, sowie Schmerzen aus chronisch entzündeten Sehnen, die durch eine gewebslockernde Massage positiv beeinflußt werden. Die Massage wirkt durch mechanische Reize entweder direkt am Ort der Schmerzentstehung, also am verspannten Muskel, sowie im Bereich von Sehnen und Muskelansätzen in Gelenknähe. Zudem wirkt sie auch indirekt, auf reflektorischem Wege, wie beim Ausstrahlungsschmerz, der auf der Haut empfunden wird, seinen Ursprung aber in tiefer gelegenen inneren Organen hat. In diesem Falle wird auf dem Reflexwege von der Haut auf die erkrankten tiefer liegenden Organe eingewirkt. Diese Art der Massage ist Teil der sogenannten „Reflextherapie".

Es gibt verschiedene Massagetechniken, die alle der Muskellockerung und Entspannung verspannter Körperpartien dienen.

Was geschieht bei der Massage?

Bei der Massage werden oberflächliche Gewebsschichten durch die Hand des Masseurs verformt. Durch Kneten, Streichen, Drücken oder Dehnen werden verspannte Musklen gelockert. Dadurch kommt es zu einer Beschleunigung der Stoffwechselaktivität im lokalen Bereich sowie zu einer verbesserten Durchblutung durch Erweiterung der Blutgefäße, wodurch den Schmerz unterhaltende saure Stoffwechselprodukte schneller abtransportiert werden. Die Schmerzen lassen nach. Besonders effektiv ist die Massage bei chronischen Rückenschmerzen oder Kopfschmerzen. Gerade bei dieser Art Schmerzen spielt die psychische Verfassung des Patienten eine wichtige Rolle. Nur zu oft sind Verspannun-

Wie werden chronische Schmerzen behandelt?

gen im Rücken-, Nacken- oder Kopfbereich auf Streß, große Belastung und ein Nicht-abschalten-Können zurückzuführen. Bereits nach einigen Massagen setzt eine schmerzlindernde Wirkung ein, man fühlt sich viel lockerer und ist nicht mehr so verkrampft. Da die Massage aber eine rein passive Behandlungsmethode darstellt, bei der der Patient keine Möglichkeit hat, aktiv mitzuhelfen, werden zwar die Schmerzen, nicht aber ihre Ursachen beseitigt. Sind die Rückenschmerzen etwa durch eine lange einseitige Belastung am Arbeitsplatz entstanden, muß der Patient darauf achten, etwas an dieser Situation zu verbessern, z. B. durch geeignetere rückenfreundliche Sitzmöbel oder entsprechendes Schuhwerk. Ansonsten besteht die Gefahr, daß die Muskeln wieder verkrampfen und damit die Schmerzen zurückkehren.

Die Massage wirkt sich auch sehr positiv auf die Psyche aus, da sie nicht nur körperliche, sondern auch seelische Verspannungen lösen hilft. Bei der Massage kommen mehrere Techniken zur Anwendung.

Was geschieht bei der klassischen Massage?
Die klassische Massage arbeitet mit den Techniken Streichen, Kneten, Reiben, Klopfen und Vibration. Das Streichen im Verlauf des Muskels von peripher nach zentral regt die Flüssigkeitsbewegung im Venen- und Lymphsystem an. Das Kneten mit den entsprechenden Griffen wirkt muskelentspannend. Mit der Reibung kann man vor allem kleinflächige, knotige Schmerzpunkte beeinflussen. Klopfen und Vibrationen haben muskellockernde Wirkungen. In Verbindung mit dieser Massagetechnik werden im Rahmen einer Krankengymnastik meist noch passive und aktive Bewegungsübungen durchgeführt, die der Aktivierung von verkürzten und verspannten Muskeln dienen.

Innere Organe, wie Magen-Darm-Trakt, Gallenwege oder Blase, lassen sich durch Bindegewebsmassage des entsprechenden schmerzenden Bezirkes auf der Oberfläche der Haut therapeutisch beeinflussen.

Wie wirken Bindegewebs- und Unterwasserdruckmassage?
Bei der Bindegewebsmassage wird mit dem Druck von zwei Fingern die Haut gegen das darunterliegende Bin-

Unter übertragenem Schmerz versteht man einen Schmerz, der in einem inneren Organ entsteht und an einer bestimmten Stelle der Haut empfunden wird.

degewebe verschoben und damit eine Reihe von Reflexen in Gang gesetzt. Diese Form der Massage eignet sich vor allem zur Behandlung von Schmerzen, die von der Wirbelsäule ausgehen und in die tiefe Rückenmuskulatur ausstrahlen sowie zur therapeutischen Beeinflussung von tieferliegenden Organen über bestimmte Reflexe. In diesem Falle ist die Bindegewebsmassage eine Methode der Reflextherapie.

Bei der Unterwasserdruckmassage wird der entspannende Reiz des warmen Wassers mit dem mechanischen Reiz eines Wasserstrahles von 1.5 bis 4 ATÜ, der die Weichteile gegeneinander verschiebt, kombiniert. Mit dieser Methode werden großflächige, schmerzhafte Muskelverspannungen behandelt.

Was versteht man unter der Reflextherapie?

Erkrankungen innerer Organe werden nicht selten begleitet von einer schmerzhaften Überempfindlichkeit bestimmter umschriebener Hautbezirke, den nach ihrem ersten Beschreiber, Sir Henry Head (1893) benannten Headschen Zonen.

Da der Schmerz an anderer Stelle empfunden wird, als dort, wo er entsteht, nämlich in einem inneren Organ, spricht man von übertragenem Schmerz. Die Projektion des Schmerzes von einem inneren Organ auf die Haut kommt dadurch zustande, daß Nerven von inneren Organen und der Haut in der gleichen Nervenzelle im Rückenmark zusammengefaßt werden. Bei der Weiterleitung zum Gehirn verwischt sich dann die Herkunft des Reizes und wird auf der Haut als Überempfindlichkeit gegen äußere Reize, besonders gegen Berührung, empfunden. Von der gleichen Nervenzelle im Rückenmark gehen bestimmte Reflexe aus, wodurch die dem schmerzenden Bereich zugehörige Muskulatur reflektorisch mit erhöhter Muskelspannung antwortet. Erhöhte

Mit der Reflextherapie können tiefliegende Organe, die auf dem Reflexwege mit bestimmten Hautarealen verbunden sind, (Headsche Zonen) therapeutisch beeinflußt werden.

Wie werden chronische Schmerzen behandelt?

Muskelspannung der Bauchmuskulatur – besonders auf der rechten Seite – ist beispielsweise ein wichtiges diagnostisches Zeichen für eine akute Entzündung des Blinddarms. Man nennt diese nervale Verbindung zwischen Eingeweiden (viscera) und Haut (cutis) „viszerokutaner Reflex". Über diesen Reflex kann man umgekehrt auch von der Haut und der darunterliegenden verspannten Muskulatur auf das innere Organ therapeutisch einwirken. Dieses Verfahren nennt man Reflextherapie.

Was bedeutet Quaddelung?
Ein weiteres Verfahren der Reflextherapie ist die Quaddelung des Hautbezirkes, indem beispielsweise 0,2 bis 0,5 Milliliter von physiologischer Kochsalzlösung, Natriumbicarbonat oder eines Lokalanästhetikums in die Haut injiziert werden. Die Quaddel übt – wie bei einem Insektenstich – eine Reizwirkung auf den Hautbezirk aus und beeinflußt dadurch auf dem Reflexwege die tieferliegenden Organe.

Was ist die Fußreflexzonenmassage?
Immer noch nicht von den Krankenkassen bezalt, jedoch wie die Akupunktur zunehmend an Bedeutung gewinnend, ist die Fußreflexzonenmassage. Auch sie stammt ursprünglich aus China und wurde Anfang dieses Jahrhunderts vom amerikanischen Arzt William H. Fitzgerald systematisiert. Ausgehend von der Vorstellung, daß jeder Fuß ein verkleinertes Abbild des Gesamtorganismus ist, kann über eine bestimmte Zone auf der Fußoberfläche jedes Organ, bzw. jeder Körperteil „behandelt" werden. Dies hat generell eine entspannende und harmonisierende Wirkung, speziell für das erkrankte Organ jedoch eine Verbesserung der Funktion und eine Reduktion der Schmerzen zur Folge.

Bei der Fußreflexzonenmassage können durch Druck oder Reiben bestimmter Punkte an den Fußsohlen alle Organe und Körperteile positiv beeinflußt werden.

Wie hilfreich ist die Anwendung von Wärme und Kälte?

Wärmeanwendungen auf umgrenzte Körperpartien mit Fango, Moor oder Lehmpackungen, mit oder ohne nachfolgende Massage fördern die Durchblutung des erwärmten Gewebes und sorgen für den vermehrten Abtransport von schädlichen Stoffwechsel- und Entzündungsprodukten.

Wärme wird grundsätzlich bei chronischen Prozessen angewendet, dagegen dient Kälte in Form von kalten Umschlägen, Eisbeuteln oder auch gekühlten Packungen eher der Entzündungshemmung bei akuten Vorgängen.

Lokale Wärmepackungen werden häufig bei chronisch schmerzhaften Muskelverspannungen im Bereich des Schultergürtels, des Rückens und der Hüfte mit der Massagebehandlung kombiniert. Die lokale Erwärmung erfolgt entweder mit Fango- (einem Teerprodukt), Lehm- oder Moorpackungen, die die aufgenommene Wärme über einen längeren Zeitraum speichern können und somit eine gleichbleibende Wärmeeinwirkung gewährleisten. Aber auch ganz einfache Wannenbäder können über den Weg der Durchblutungssteigerung, die noch durch den Zusatz von Extrakten verstärkt werden kann, zu einer deutlichen Verbesserung des Allgemeinzustandes beitragen. Ein weiteres Verfahren zur lokalen Erwärmung benutzt ein elektrisches Tiefenwärmgerät (Diathermie), das mit Hilfe von Ultrakurzwellen tiefere Gewebsschichten erreicht.

Die äußerlich angewandte Wärme wird über die Haut nach innen geleitet. Dies führt zur Muskelentspannung, Erweiterung des Gefäßbettes in dem lokalen Bereich, damit zur verbesserten Durchblutung, wodurch ein beschleunigter Abtransport von Stoffwechselprodukten erzielt wird.

Wie kann Kälte helfen?

Kälte wird vorwiegend bei akut schmerzhaften Prozessen angewendet. Lokale Abkühlung führt über die Drosselung der Durchblutung zu einer Hemmung von Entzündungsvorgängen sowie zu einer herabgesetzten Erregbarkeit und Leitfähigkeit der Nerven. Außerdem sinkt die Muskelanspannung. Alle diese Faktoren zusammen bewirken ein Nachlassen von Schmerzen vor allem bei Prellungen, Sehnenzerrungen, Sportverletzungen, Verbrennungen und Entzündungen.

Wie werden chronische Schmerzen behandelt?

Was bedeutet Chirotherapie?

Chirotherapie bedeutet Behandlung mit der Hand, vom griechischen Wort „chiros" für Hand und ist gleichbedeutend mit der Bezeichnung „manuelle Therapie" von lateinisch „manus" für Hand. Mit Hilfe dieser Methode werden vor allem Gelenkblockierungen behoben.

Schmerzhafte Zustände am Haltungs- und Bewegungsapparat können ausgelöst werden durch „Blockierung" eines oder mehrerer Gelenke. Darunter versteht man einen Zustand gestörter Gelenkfunktion im Sinne einer Bewegungseinschränkung, der aber wieder behoben werden kann. Durch Reflexe, die über das Rückenmark ablaufen, verspannt sich die dem Gelenk zugeordnete Muskulatur schmerzhaft. Die erhöhte Muskelspannung bewirkt so eine verschlechterte Durchblutung, eventuell mit der Folge der Beeinträchtigung innerer Organe.

Wirbelgelenkblockierungen können auch als Folge dauernder Fehlbelastungen auftreten wie bei Wirbelasymmetrien, Fußdeformitäten oder beruflich bedingter dauernder Fehlhaltung. Eine Gelenkblockierung kann auch auf dem Reflexwege zustande kommen, ausgelöst duch Störungen in der Muskulatur, im Gefäßsystem innerer Organe oder auch durch psychische Verspannungen. Ein Beispiel ist die Schultersteife nach Herzinfarkt; oder umgekehrt: Schwindel und Kopfschmerzen haben nicht selten ihre Ursache in Störungen der Beweglichkeit in den Gelenken der Halswirbelsäule mit der Folge von gestörter Durchblutung.

Warum ist die Wirbelsäule besonders anfällig?

Die Wirbelsäule mit ihren zahlreichen Gelenken, auf die durch den aufrechten Gang starke Belastungen einwirken, ist besonders prädisponiert für Gelenkblockierun-

Chirotherapeutische Techniken sind passive und aktive Mobilisation sowie die Manipulation. Alle Eingriffe sollen schmerzfrei sein und werden bei weitgehend entspannter Muskulatur in der Ausatmungsphase durchgeführt. Im Erfolgsfall können lang bestehende Schmerzen schlagartig verschwinden.

Eine typische Gelenkblockierung ist der „steife Hals" als Folge einer falschen Bewegung wie beim Rückwärtsfahren mit dem Auto oder das „Verheben" durch Aufheben einer Last aus dem Kreuz bei gleichzeitiger Drehung der Wirbelsäule.

Achtung: Die chirotherapeutische Behandlung darf unter keinen Umständen schmerzhaft sein! Sie erfordert von dem Therapeuten neben sehr viel Erfahrung auch Fingerspitzengefühl im wahrsten Sinne des Wortes.

gen. Nach der Erfahrung von in der manuellen Therapie ausgebildeten Orthopäden sollen etwa 50 % aller Kopfschmerzen und etwa 40 % von Schwindelerscheinungen ihre Ursache oder Mitursache in Funktionsstörungen der oberen Halswirbelsäule haben. Nach „Cervix" (lateinisch = Hals) werden Krankheitsbilder, die von der Halswirbelsäule ausgehen, unter dem Begriff „Zervikalsyndrom" zusammengefaßt. Analog dazu spricht man bei Funktionsstörungen im Bereich der Brust- und der Lendenwirbelsäule von „Thorakal"- (lateinisch „Thorax" = Brust) oder „Lumbalsyndrom" (lateinisch „Lumbo" lateinisch = Lende).

Auch an allen Gliedmaßengelenken können solche funktionell bedingten schmerzhaften Blockierungen auftreten. Fehlhaltungen und Störungen des muskulären Gleichgewichts am Haltungs- und Bewegungsapparat zählen zu den häufigsten Ursachen von Funktionsstörungen an den Gelenken.

Welche Techniken zur Deblockierung gibt es?

Neben der eigentlichen mobilisierenden manuellen Behandlung, die nur von einem Arzt ausgeführt werden darf, kommen auch krankengymnastische Übungen zur Anwendung, die von dem Patienten in einem Übungsprogramm täglich selbst durchgeführt werden sollen, sowie Schulungen, die dazu dienen sollen, im Beruf und im Alltag Fehlhaltungen zu vermeiden.

Als Behandlungstechniken werden je nach dem Krankheitsbild die passive und aktive Mobilisation sowie die Manipulation angewendet. Die Grundprinzipien der Mobilisation sind „Lösen – Straffen – Dehnen", unterstützt durch eine bewußte Atemtechnik. Bei tiefer Einatmung spannt sich unwillkürlich die Muskulatur, während sie sich bei der Ausatmung entspannt. Der Zug durch den Therapeuten erfolgt immer in der Phase der

Wie werden chronische Schmerzen behandelt?

Ausatmung, das bedeutet bei weitgehend entspannter Muskulatur.

Bei der Manipulation wird ein kurzdauernder Impuls (Zug oder Stoß) auf das Gelenk im Moment der maximalen Muskelentspannung ausgeübt. Dabei wird kurzfristig die Gelenkkapsel etwas gedehnt, wodurch eine reflektorische Entspannung in der dem Gelenk zugeordneten Muskulatur erfolgt. Im Moment der Dehnung entsteht das bekannte knackende Geräusch. Im Erfolgsfall können durch eine chirotherapeutische Intervention schlagartig Schmerzen zum Verschwinden gebracht werden, die vorher schon längere Zeit bestanden hatten.

Der Patient muß eine bestimmte Atemtechnik anwenden; in der tiefen Ausatmungs-Phase übt der Therapeut durch bestimmte Griffe einen Impuls auf die verspannte Muskulatur aus.

Ein Beispiel für die Wirksamkeit der Deblockierung

Ein 46jähriger Autoverkäufer klagte über anfallsartig periodisch auftretende Kopfschmerzen seit etwa 15 Jahren. Eine Ursache für die Kopfschmerzen war ihm nicht bekannt.

Sie wurden bisher als Migräne gedeutet und behandelt. Die Untersuchung ergab eine Blockierung zwischen dem ersten und zweiten Halswirbel links. Die Röntgenuntersuchung des Beckens und der Lendenwirbelsäule zeigte einen Kreuzbeinschiefstand nach links um einen Zentimeter, der auf einer Verkürzung des linken Beines beruhte.

Es wurde eine manuelle Behandlung der Blockierung durchgeführt und gleichzeitig ein Schuhausgleich verordnet. Der Patient wurde schon nach zweimaliger Wiederholung der Behandlung beschwerdefrei. Beim Neukauf von Schuhen „vergaß" er aber, einen Verkürzungsausgleich anbringen zu lassen. Die Kopfschmerzen traten wieder auf, verschwanden aber in dem Moment, als er wieder seine Schuhe mit Verkürzungsausgleich trug.

Was versteht man unter ausleitenden Verfahren?

Nach dem traditionellen Verständnis der „Säftelehre" dienten „ausleitende Verfahren", besonders die blutentziehende und die schweißtreibende Therapie, wie auch die Hautausleitung der Reinigung des Körpers von schädlichen Rückständen. Ausleitende Verfahren haben eine lange medizinische Tradition. Zu ihnen gehören der Aderlaß, das Schröpfen, die Heilmethode mit Blutegeln, schweißtreibenden Verfahren und Hautausleitungsmethoden.

Auch heute noch kommen die jahrhundertealten Methoden des Schröpfens und das Ansetzen von Blutegeln in der Schmerztherapie zur Anwendung.

Welche blutentziehenden Verfahren gibt es?

Zu ihnen zählen der Aderlaß, das Schröpfen und die Therapie mit Blutegeln. Schon Hippokrates empfahl den Aderlaß als wichtige Therapieform zur Verbesserung der Konstitution. Heute findet der Aderlaß in der Schmerztherapie noch Anwendung bei Kopfschmerzen, Schwindel und Ohrensausen, die durch Bluthochdruck verursacht sind. Dafür werden 200–500 ml Blut aus einer Vene entnommen.

Unter Schröpfen versteht man eine örtliche Blutableitung in die Haut durch sogenannte „Schröpfköpfe". Das sind Glasglocken, in denen ein Unterdruck erzeugt wird. Dieses Vakuum saugt das Blut lokal in den Schröpfkopf, so daß dort ein Bluterguß in der Haut entsteht. Geschröpft wird mit Erfolg bei Muskelhartspann und Schmerzen Schulter und Rücken. Auch aus inneren Organen kommende Eingeweideschmerzen können auf dem Reflexweg durch Schröpfen beeinflußt werden.

Als weiteres blutableitendes Verfahren wird der Blutegel eingesetzt, vor allem bei Zuständen nach Venenthrombosen an den Unterschenkeln, die mit dumpfen Dauerschmerz einhergehen. Eine weitere Anwendungsmöglichkeit des Blutegels ist die schmerzhafte Kniege-

Wie werden chronische Schmerzen behandelt?

lenksarthrose. Der Blutegel produziert in seinem Speichel das Hirudin, ein Enzym, das das Blut ungerinnbar macht und darüber hinaus abschwellende, entzündungshemmende und schmerzstillende Wirkung hat.

Welche schweißtreibenden Verfahren kennt man?
Ihre Wirkungen beruhen auf örtlicher Wärmeanwendung auf Haut und Unterhaut mit Tiefenwärmegeräten. Dadurch kommt es zu einer vermehrten Durchblutung sowie zu einer gesteigerten Schweißproduktion. Diese Methode kann bei Schulterarmschmerz, bei rheumatischen Erkrankungen und bei bestimmten Kopfschmerzformen, die auf Verspannungen der Nackenmuskulatur beruhen, gute Erfolge erzielen. Auch die althergebrachten Wickel mit Tüchern und Decken sind noch nicht „out". Durch das Entstehen einer feuchtwarmen Kammer ohne Abdunstung tritt im Sinne der Wärmeregulation eine erhebliche Schweißsekretion auf mit einer entspannenden Wirkung auf die gesamte Muskulatur.

Was sind Hautausleitungsmethoden?
Sie benutzen örtliche Hautreizungen, verursacht durch entzündungserregende Substanzen, die als Pflaster auf die Haut aufgebracht werden. Je nach Verweildauer des Pflasters – zwischen 12 und 18 Stunden – kommt es nur zur Hautrötung oder zur Blasenbildung. In der Blase sammelt sich Lymphflüssigkeit an, die abpunktiert wird. Die Schmerzlinderung beruht wahrscheinlich auf dem Prinzip der Gegenirritation, wodurch körpereigene, zentrale Schmerzhemmsysteme aktiviert werden. Die Behandlung mit hautreizenden Pflastern wie Kantharidenpflaster kommt zur Anwendung bei schweren chronischen Schmerzzuständen wie bei Arthrosen im Bereich der Wirbelsäule, im Schultergelenk sowie auch in der lokalen Schmerztherapie bei Knochenmetastasen.

Alle ausleitenden Verfahren sind in der Regel gut verträglich und frei von Nebenwirkungen.

Vor- und Nachteile der Medikamente

Die ideale Schmerzbekämpfung ist die Beseitigung der Ursache. Eine solche ursächliche Behandlung von Schmerzzuständen ist jedoch nur in Ausnahmefällen in wünschenswerter Schnelligkeit möglich. Der Griff zu einem Schmerzmittel ist dann oft der schnellste und einfachste, in einigen Fällen auch der einzige Weg, den lästigen Schmerz auszuschalten. Ob er auch der gesündeste ist, läßt sich häufig bezweifeln, betrachtet man die Nebenwirkungen. Speziell bei chronischen Schmerzen und damit bei Dauereinnahme sollte das Für und Wider des einzelnen Medikaments gut abgewogen werden. In Absprache mit dem Arzt sollen Hinweise gegeben werden, wann die Einnahme welcher Medikamente sinnvoll ist und wie sie wirken.

Wie wirken periphere Schmerzmittel?

Nach neueren Forschungen besitzen die als „peripher wirkend" klassifizierten Analgetika auch zentrale Angriffspunkte.

Unter Schmerzbekämpfung – Analgesie – im engeren Sinne versteht man die vorübergehende Unterdrückung oder Ausschaltung des Schmerzes, ohne die den Schmerz auslösende Grundkrankheit dabei nennenswert zu beeinflussen. Da sich die Behandlung vorwiegend gegen das Symptom „Schmerz" richtet, spricht man von einer symptomatischen Therapie. Die Schmerzmittel – Analgetika – unterscheidet man nach ihrem Angriffspunkt in der Schmerzbekämpfung.

Es gibt periphere Analgetika, die am Ort der Schmerzentstehung – im peripheren Gewebe – schmerzlindernd wirken und Medikamente, deren Wirkungsort zentral, nämlich im Rückenmark und im Gehirn lokalisiert ist. Heute weiß man, daß zentral wirkende Opioide auch Angriffspunkte im peripheren Gewebe besitzen. Umgekehrt wies man nach, daß Analgetika vom peripheren Typ auch im Rückenmark und im Stammhirn wirken.

Was sind saure Schmerzmittel?

Nach ihren chemischen Eigenschaften werden die peripher wirkenden Schmerzmittel weiter unterteilt in „saure" und „nicht-saure" Analgetika.

Bereits 1763 wurde erkannt, daß pulverisierte Weidenrinde Fieber senken und rheumatische Beschwerden lindern könne. Nach ihrem natürlichen Vorkommen wurde die daraus gewonnene organische Säure „Salicylsäure" benannt.

Der bekannteste Vertreter der Klasse der sauren Analgetika ist die Acetylsalicylsäure (ASS), besser bekannt als „Aspirin". Die ASS besitzt neben ihren schmerzhemmenden Eigenschaften noch fiebersenkende und entzündungshemmende (antiphlogistische) Wirkungen. Diese drei Wirkungen sind in unterschiedlich starker Ausprägung allen Vertretern der sauren Analgetika eigen.

Nach dem Vorbild der so erfolgreichen Acetylsalicylsäure wurden in neuerer Zeit eine ganze Reihe von sauren Stoffklassen geschaffen, bei denen die entzündungshemmende Wirkung mehr im Vordergrund steht. Solche Antiphlogistika, die hauptsächlich über die Entzündungs-

Vor- und Nachteile der Medikamente

hemmung und damit vorwiegend peripher schmerzlindernd wirken, werden bevorzugt bei rheumatischen Erkrankungen, die mit entzündlich-degenerativen Prozessen einhergehen, eingesetzt. Für diese Substanzen hat sich daher auch der Name „nicht-steroidale Antirheumatika (NSA)" eingebürgert.

Sie haben gegenüber der Acetylsalicylsäure den Vorteil einer längeren Wirkungsdauer und teilweise auch der besseren Magenverträglichkeit.

Saure Analgetika: Azetylsalicylsäure, Ibuprofen, Naproxen, Mefenaminsäure, Etofenamat, Flufenamin, Diclofenac, Tolmetin, Indometacin, Phenylbutazon

Welche Wirkungen und Nebenwirkungen haben saure Analgetika?

Aufgrund der prinzipiellen Ähnlichkeiten in ihrer Struktur haben saure Analgetika auch ähnliche Eigenschaften und Nebenwirkungen. Sie reichern sich aufgrund ihres Säurecharakters im entzündeten Gewebe an und wirken dort über die Unterdrückung der Entzündung, vornehmlich der für die Entzündungsreaktionen verantwortlichen „Prostaglandine", schmerzlindernd und entzündungshemmend. Die ASS verfügt darüber hinaus noch über eine fiebersenkende Wirkung, die im Zwischenhirn und damit zentral greift.

Bei den Nebenwirkungen steht vor allem bei hohen Gaben der sauren Analgetika die Schädigung der Magenschleimhaut im Vordergrund. Dies macht sich durch brennenden Magenschmerzen oder in schleichenden Blutungen bemerkbar. Saure Analgetika sollen daher mit oder nach dem Essen eingenommen werden. So kann verhindert werden, daß die Substanzen in hoher Konzentration direkt mit der Magenwand in Berührung kommen. Die Ausscheidung findet durch die Nieren statt. Hier wird der Harn konzentriert. Als Folge davon können die Zellen der Harnkanälchen und auch insgesamt die Nieren geschädigt werden. Vereinzelt wird das Auftreten von Asthmaanfällen begünstigt.

Die Prostaglandine sind überall im Körper vorhanden. Sie entstehen vermehrt bei jeder Art der Zellschädigung, vor allem bei der Entzündung, und wirken als Schmerzverstärker. Sie sind beteiligt an der Entstehung der Rötung, Schwellung, Hitze und Schmerz – den vier Merkmalen der Entzündung.

Zu den nicht-sauren Schmerzmitteln gehören zwei Substanzgruppen: Das vom Anilin sich herleitende Paracetamol und die Pyrazolverbindungen Metamizol und Propyphenazon.

Was sind nicht-saure Analgetika?

Die neutralen bis schwach basischen Analgetika haben keine entzündungshemmende Wirkung. Sie werden deshalb bevorzugt bei Kopf-, Nerven- oder Regelschmerzen, die nicht durch Entzündungen verursacht sind. Das Metamizol hat die stärkste Wirkung dieser Reihe und wird anstelle von Opiaten bei Koliken, Tumor- und Operationsschmerzen angewendet. Sie verteilen sich aufgrund ihrer chemischen Beschaffenheit gleichmäßig über das Körpergewebe und erreichen relativ schnell das ZNS, nämlich Gehirn und Rückenmark. Dort sind sie in der Lage, die Aktivität von Nervenzellen zu hemmen und damit Schmerzblockaden zu setzen.

An Nebenwirkungen können speziell die Pyrazolabkömmlinge allergische Reaktionen hervorrufen, die sich als Juckreiz und auch Nesselsucht äußern können. In seltenen Fällen kann es zu einer gefährlichen Schädigung des blutbildenden Systems kommen. Auch hier ist infolge Ausscheidung über die Niere bei Dauergebrauch mit einer Nierenschädigung zu rechnen. Bei chronischer Anwendung verursachen diese Analgetika auf bisher noch nicht voll geklärte Weise schwere Kopfschmerzen.

Warum gibt es analgetische Mischpräparate?

Die hier genannten Analgetika werden zum Teil untereinander, aber auch mit anderen Stoffen wie Antihistaminika, Hustenmitteln, Spasmolytika oder spezifischen Migränemitteln gemischt. Daraus ergibt sich eine unübersehbare Zahl von Mischpräparaten. Rationaler Sinn dieser Mischungen ist, die Dosierung und damit auch die Nebenwirkungen der Einzelstoffe möglichst niedrig zu halten bei gleichem oder verbessertem analgetischem Effekt. Diese Vorstellung ließ sich jedoch experimentell nicht bestätigen, wiewohl Benutzer häufig solche Mischpräparate vorziehen. Die Kombination mit Schlafmitteln

Vor- und Nachteile der Medikamente

und mit Koffein sollen Stimmungsaufhellung und Durchschlafen bewirken.

Dabei hat sich gezeigt, daß psychische Abhängigkeit und Tablettenmißbrauch, außer bei den Opiaten, vorwiegend bei den analgetischen Kombinationspräparaten vorkommt. Es fragt sich jedoch, ob die Kombination von analgetisch wirksamen Substanzen von sich aus zur Abhängigkeit führt, oder die Benutzer von Mischpräparaten möglicherweise dadurch in die Gewohnheitsbildung hineinschliddern, weil sie bereits bei Bagatelleschmerzen sofort zu Schmerztabletten greifen.

Wie wirken Nefopam und Flupirtin?

Diese beiden Substanzen sind Neuentwicklungen gut analgetisch wirkender Arzneimittel, die sich weder den sauren oder nicht-sauren Analgetika, noch den Opioid-Abkömmlingen zuordnen lassen. Sie wirken zentral über einen bisher noch nicht voll aufgeklärten Mechanismus. Es wird vermutet, daß sie die aus dem Gehirn absteigenden Hemmsysteme aktivieren. Sie haben keinerlei entzündungshemmende noch fiebersenkende Wirkung. Bevorzugt werden sie eingesetzt bei nervenbedingten Schmerzen mit Muskelverspannungen oder auch bei Krebsschmerzen, bevor auf starke Opioid-Analgetika übergegangen werden muß.

An Nebenwirkungen werden beim Flupirtin Benommenheit, Unfähigkeit zur Konzentration und Einschlafstörungen angegeben. Unter der Therapie mit Nefopam kann es zu Regulationsstörungen im Herz-Kreislauf-System kommen mit Anstieg des Blutdruckes und der Herzfrequenz sowie zu Schweißausbrüchen. Besonders ältere Patienten können unter der Therapie mit Nefopam zeitweilig die Orientierung verlieren und dann eventuell verängstigt in der Wohnung umherirren und sich nicht mehr zurechtfinden.

Bei Daueranwendung von Mischpräparaten entsteht öfters ein Teufelskreis zwischen Gewohnheitsbildung und Abhängigkeit. Die auftretende Nebenwirkung „Kopfschmerz" wird häufig mit der Einnahme von noch mehr Analgetika bekämpft.

Bei Nefopam und Flupirtin wird angenommen, daß sie die zentrale Schmerzverarbeitung unabhängig von den Opioidrezeptoren modulieren. Sie werden bei neuropathischen Schmerzen wie auch bei Tumorschmerzen angewendet.

Wie wirken zentrale Analgetika (Opiate)?

Hauptanbauländer für den legalen, staatlich kontrollierten Anbau von Schlafmohn sind Indien, die Türkei und in Europa Polen, Rußland und Rumänien.

Hauptvertreter und Standardsubstanz ist das Morphin. Seinen Namen hat es von Morpheus, dem griechischen Gott des Schlafes, wegen seiner beruhigenden und einschläfernden Wirkung. Der Schlafmohn enthält einen milchigen Saft, das Opium. Der Morphingehalt des Rohopiums beträgt zwischen 7 und 15 Prozent. Besonders bei chronischer Anwendung führen Morphin und seine Abkömmlinge zu einem Gefühl von unbegründetem Wohlbefinden bis zur Euphorie – und damit oft auch zur psychischen und physischen Abhängigkeit.

Deshalb ist man auf der Suche nach starken, zentralwirkenden Analgetika ohne süchtig machende Eigenschaften. Dabei wurden viele neue Substanzen geschaffen wie Pethidin, Methadon oder das etwa 100mal stärkere Fentanyl, deren chemische Strukturen der des Morphins kaum mehr ähneln. Doch es scheint so, als sei die stark zentral-analgetische Wirkung unauflöslich mit der Euphorie verknüpft und infolge dessen alle mit einem Abhängigkeits- und Suchtpotential behaftet. Erst die Entdeckung von spezifischen Opioidrezeptoren im ZNS und in der Peripherie erlaubt jetzt die gezielte Suche nach Stoffen mit zentral-analgetischer, aber ohne euphorisierende Wirkung.

Was sind die Wirkungen und Nebenwirkungen des Morphins?

Das Opium enthält mehr als 20 Einzelstoffe. Morphin, Codein und Thebain sind die für die Schmerzbehandlung wichtigsten Komponenten.

Das Morphin lagert sich an bestimmten Schaltstellen des Gehirns, eben diesen Opioidrezeptoren, an und entfaltet dort seine Wirkungen. An erster Stelle steht die Analgesie, die schwerste Schmerzen zu unterdrücken vermag. Zudem wird aber auch die Fähigkeit gesteigert, Schmerzen zu erdulden. Anfänglich tritt Benommenheit und Konzentrationsschwäche auf, in höheren Dosen kommt es zur Schläfrigkeit. Bei schmerzfreien Menschen wird die Atmung flacher, langsamer und unregelmäßig. Schmerzen wirken diesem Effekt entgegen, so daß weit mehr Morphin vertragen wird. Bei längerer Anwendung tritt Toleranz ein: für den gleichen Effekt muß die Dosis erhöht werden. Bei einem Stopp der Opiatzufuhr setzen Entzugserscheinungen ein, die Anlaß oder sogar Zwang zu weiterer Einnahme sind. Im Körper kommt es zum Anstieg der Spannung der unwillkürlichen Muskulatur, vor allem der Schließmuskeln der Bauch- und Beckenorgane. Dies hat am Darm Verstopfung zur Folge, an den ableitenden Harnwegen kommt es zur Harnverhaltung. Bei bestehenden Gallen- oder Nierensteinen können Koliken ausgelöst werden. Die Hautgefäße werden weit gestellt, dadurch erscheint die Haut leicht gerötet, und der Patient verspürt ein angenehmes Wärmegefühl. Durch hemmende Einflüsse auf die Regulation des Blutdruckes kann es – vor allem bei Behandlungsbeginn – zum Blutdruckabfall kommen, besonders bei Lagewechsel. Aufgrund einer Histaminfreisetzung stellen sich mitunter an der Injektionsstelle Hautrötung und Juckreiz ein.

„Morphin nimmt dem Schmerz seinen Schrecken" (F. Eichholtz).

Wie wirken Codein und Thebain?
Ein weiteres natürliches Alkaloid aus der Mohnpflanze ist das Codein. Es bewirkt Analgesie, aber in weitaus schwächerem Ausmaß als Morphin. Auch bei längerer Anwendung führt es aufgrund seiner nur schwach euphorisierenden Wirkung zur Abhängigkeit. Es wird durch seine Hemmung auf den Hustenreflex vorwiegend als Hustenmittel, besonders bei Reizhusten verwendet.

Auch Thebain stammt aus der Mohnpflanze. Es hat selbst ebenfalls nur geringe analgetische Eigenschaften, dient jedoch der Chemie als Ausgangssubstanz für die Synthese von Opioidanalgetika, wie das Buprenorphin oder das Etorphin. Buprenorphin ist etwa 40–50 mal,

Die Hoffnungen auf ein starkes Analgetikum ohne Abhängigkeits- und Suchtpotential haben auch die synthetischen Substanzen nicht erfüllt. Sie unterstehen deshalb wie auch das Morphin dem Betäubungsmittel-Gesetz.

Etorphin etwa tausendmal stärker wirksam als Morphin. Letzteres dient zur Betäubung großer Wildtiere wie Elefanten und Nashörner.

Was ist Pentazocin?

Mit Pentazocin konnte ein Stoff gefunden werden, der im Rückenmark wirkt und dort die Schmerzleitung blokkiert. Gleichzeitig behindert er die Rezptoren im Gehirn, die für die euphorisierende Wirkung und damit Suchtentwicklung verantwortlich sind. Pentazocin hat gute analgetische Eigenschaften, wenn auch schwächer als Morphin. Es wird vor allem bei Patienten mit schweren chronischen Schmerzen, wie z. B. bei Krebsmetastasen, auch in Kombination mit peripher wirksamen Analgetika verwendet, um den Einsatz von Morphin wegen der Toleranzentwicklung möglichst hinauszuzögern.

Pentazocin hat häufig Mißstimmungen sowie Schwitzen, Benommenheit, Unruhe und Alpträume zur Folge. Trotz dieser unangenehmen psychischen Nebenwirkungen wurde jedoch auch Pentazocin mißbräuchlich verwendet. Aus diesem Grunde ist es als Betäubungsmittel klassifiziert.

Was bringt die Opiatgabe durch den Spinalkatheter?

Bei schwerem chronischem Dauerschmerz, der zur Behandlung mit Opiaten zwingt, entwickelt sich zwangsläufig nach einigen Wochen bis Monaten Toleranz gegenüber allen Opioid-Analgetika. Das bedeutet, daß die Dosis zur Erzielung einer ausreichenden Analgesie gesteigert werden muß. Dabei stößt man aber wegen der unerwünschten zentralen und peripheren Nebenwirkungen an eine Grenze.

In den letzten Jahren wurde deshalb eine neue Methode entwickelt, bei der das zentral wirkende Schmerz-

Pentazocin unterdrückt bei Abhängigen die quälenden Entzugserscheinungen nicht, sondern wird von ihnen eher als unerfreulich empfunden. In hohen Dosen führt Pentazocin zu keiner weiteren Wirkungssteigerung, sondern nur noch zu stärkeren Nebenwirkungen. Wegen seiner Kreislaufwirkung ist ein Einsatz bei Herzinfarkt nicht sinnvoll.

mittel durch einen fest unter der Haut implantierten Katheter direkt in den das Rückenmark umgebenden Flüssigkeitsraum abgegeben wird. Mittels eines Präzisions-Pumpmechanismus kann das Opioid oder auch seit neuestem die körpereigenen Hormone Somatostatin und Calcitonin nach dem Bedarf des Kranken dosiert werden. Damit umgeht man die Blut-Hirn-Schranke und kann den Wirkstoff in der Nähe der Strukturen im Hinterhorn des Rückenmarkes plazieren, wo die erste Schmerzmeldezentrale sitzt und ausgeschaltet wird. Höhere Opiatkonzentrationen am Wirkort sind dadurch möglich.

Die Methode der Opiat-Gabe mittels eines Spinalkatheters befindet sich erst in den Anfängen der Entwicklung und bleibt daher vorerst nur einigen ausgewählten Patienten unter sorgfältiger ärztlicher Kontrolle vorbehalten.

Was ist die Betäubungsmittel-Verschreibungs-Verordnung (BTMVV)?

Unter diese gesetzliche Verordnung fallen neben den verschiedenen Opioiden auch bestimmte zentral erregende Stoffe, wie das Amphetamin und einige Schlafmittel. Allen diesen Substanzen ist gemeinsam, daß sie über Veränderungen des Bewußtseins oder der Gemütslage Anlaß zu mißbräuchlicher Anwendung und damit in die Sucht führen können. Der Begriff „Betäubungsmittel" ist etwas irreführend, denn weder Morphin noch Amphetamin bewirken eine „Betäubung".

Die Verschreibung ist eben wegen ihres Potentials, Abhängigkeit zu erzeugen, gesetzlich reglementiert und wird von den Gesundheitsämtern kontrolliert. Sie dürfen deshalb nur auf besonderen, durchnumerierten Rezeptvordrucken in dreifacher Ausführung verordnet werden. Der Arzt muß das Rezept selbst handschriftlich ausfüllen und bestimmte Verschreibungshöchstmengen beachten. Diese formale Erschwernis dient dazu, Rezeptfälschungen einen Riegel vorzuschieben. Allerdings hat es auch dazu geführt, daß selbst in begründeten Fällen Opioide nur zögernd verschrieben werden.

Der Patient gewinnt durch eine angemessene Schmerzbehandlung Unabhängigkeit und Aktivität zurück und ist dadurch in der Lage, den noch verbleibenden Rest seines Lebens sinnvoll und aktiv zu gestalten.

WHO-Dreistufenplan

Stufe I: Beginn der Behandlung mit peripheren Analgetika wie Acetylsalicylsäure und Paracetamol

Stufe II: Zusätzlich schwach wirksame Opioide wie Codein oder Pentazozin

Stufe III: Bei Versagen von Stufe I und II kommen starke Opioide zum Einsatz wie Morphin oder Buprenorphin, mit Nicht-Opioidanalgetika kombiniert.

Warum gibt es einen WHO-Stufenplan ?

Der Stufenplan der WHO ermöglicht gerade dem Patienten mit einem Krebsleiden eine schmerzfreieres Leben.

Starke Schmerzen, besonders bei unheilbarem Krebsleiden, verlangen nach stark wirksamen Analgetika, ohne Rücksicht darauf, daß sich im Laufe der Zeit eine Abhängigkeit und Toleranz entwickeln. Besonders bei Schmerzen durch Krebsmetastasen erweisen sich oft die Nicht-Opioidanalgetika allein als zu schwach wirksam. Die WHO (Weltgesundheitsorganisation) hat deshalb als Leitfaden für die Schmerztherapie bei Krebsleiden einen Dreistufenplan für die Anwendung von Schmerzmitteln vorgeschlagen. Die Medikation soll möglichst oral und auf jeden Fall nach einem durch den Arzt festgelegten Zeitplan erfolgen. Damit soll erreicht werden, daß Schmerzen in den Intervallen erst gar nicht auftreten. So wird dem Kranken die Angst vor der Wiederkehr der Pein genommen. Mit diesem einfachen Schema, das aus der wirkungsvollen Kombination von nur wenigen Medikamenten besteht, lassen sich die meisten Tumorschmerzen über lange Zeit ausreichend behandeln.

Vor- und Nachteile der Medikamente

Warum ist der Einsatz von Lokalanästhetika sinnvoll?

Eine Möglichkeit, Schmerzsignale noch vor dem Erreichen des ZNS zu unterbinden, ist die Lokalanästhesie. Das Verfahren heißt „Anästhesie" und nicht Analgesie, weil neben dem Schmerzreiz auch alle anderen sensiblen Qualitäten, wie Berührung, Druck und Temperatur ausgeschaltet werden. Weil dies durch Unterbrechung der elektrische Erregungsleitung von Nervenfasern geschieht, spricht man auch von „Leitungsanästhesie". Lokalanästhetika wirken alle ähnlich. Sie unterscheiden sich hauptsächlich durch ihren Wirkungseintritt und ihre Wirkungsdauer. Das bekannteste ist das Lidocain. Das Lokalanästhetikum kann wie z. B. beim Zahnarzt aufgesprüht oder eingespritzt werden.

Durch Lokalanästhetika bleibt der Schmerzreiz auf seinem Weg zum Zentralnervensystem stecken und kann somit auch nicht wahrgenommen werden.

Wann sind Lokalanästhetika sinnvoll?

Durch Reizung von Nerven im Bereich eines Gelenkes oder an der engen Eintrittspforte zwischen den Wirbelkörpern in das Rückenmark, können die Schmerzen sich selbst weiter unterhalten und steigern durch automatische Muskel(ver)spannungen. Bei vorübergehender Unterbrechung der Nervenleitung durch gezielte Anwendung von Lokalanästhetika wie Lidocain oder Bupivacain kann nach der Ausschaltung der Schmerzleitung eine länger anhaltende Schmerzlinderung eintreten, die auf die Unterbrechung der Muskelreflexe zurückzuführen ist.

Nach Amputationen, besonders bei vorangegangenen Schmerzen, können sogenannte Phantomschmerzen auftreten. Das sind Schmerzen, die in dem nicht mehr vorhandenem Körperteil empfunden werden. Frühzeitige Behandlung mit einem langwirkenden Lokalanästhetikum, wie dem Bupivacain, kann die übererregten Rückenmarksneurone blockieren und somit die chronischen Phantomschmerzen verhindern.

Die Schmerzlinderung durchbricht den Teufelskreislauf: Nervenreizung – Muskelspannung – verschlechterte Durchblutung – verstärkte Nervenreizung.

Wieso helfen Psychopharmaka bei Schmerzen?

Unter dem Begriff Psychopharmaka faßt man unterschiedliche Stoffklassen zusammen. Dazu zählen die Antidepressiva gegen Depressionen, die Neuroleptika gegen Psychosen sowie Anxiolytika und Tranquillantien gegen Angst- und Spannungszustände wie z. B. bei Neurosen. Bei einschießenden Nervenschmerzen können Medikamente wirksam sein, die vorzugsweise zur Behandlung von Krämpfen, beispielsweise zur Behandlung der Epilepsie eingesetzt werden. Diese Antiepileptika bzw. Antikonvulsiva gehören nicht zu den Psychopharmaka, sollen jedoch an dieser Stelle besprochen werden.

Wie wirken Antidepressiva und Neuroleptika?

Die Antidepressiva steigern die Konzentration der wichtigen neuronalen Überträgerstoffe Noradrenalin und Serotonin. Diese stimulieren auch die zentralen „Schmerz-Hemmbahnen".

Ausgehend von der Vorstellung, daß sich bei allen chronischen Schmerzzuständen eine depressive Komponente entwickelt und den Schmerz verstärkt, wurden als zusätzliche Therapieform Antidepressiva verabreicht. Dabei zeigte sich, daß die Antidepressiva bei chronischen Schmerzen eine eigene anti-schmerzempfindliche Wirkung haben, die nicht nur die Opiatwirkung verstärkt, sondern sogar imstande ist – besonders bei Krebsschmerzen – die Gabe von Morphin überflüssig zu machen. Die Erklärung für die schmerzhemmende Wirkung der Neuroleptika wie Clomipramin oder Haloperidol steht noch aus. Neuere Befunde deuten darauf hin, daß Neuroleptika sich an bestimmte Opioidrezeptoren binden können, jedoch nur an solche, die weder zur Abhängigkeit noch zur Toleranzsteigerung führen.

Wieso unterstützen Tranquillantien die Schmerztherapie?

Die Tranquilizer, mit einem anderen Namen auch Anxiolytika genannt, was „Angstlöser" bedeutet, haben weder im Tierexperiment noch bei Schmerzforschungen am Menschen nachweisbare analgetische Eigenschaften. Sie wirken jedoch angstlösend, beruhigend und entspannend auf die Muskulatur. Zudem vermögen sie Schlaf anzubahnen. Diese Eigenschaften zusammen können als zusätzliche Behandlung genutzt werden, denn chronische Schmerzzustände gehen häufig mit Schlafstörungen und – besonders bei Schmerzen aus Gelenknähe – mit Muskelspannungen einher, die ihrerseits den Schmerz weiter verstärken können.

Bei Anwendung von Tranquilizern, im wesentlichen Benzodiazepine, die sich über mehr als drei Wochen erstreckt, muß allerdings mit Toleranzentwicklung und eventuell auch mit Abhängigkeit gerechnet werden. Sie eignen sich daher nicht für eine Dauertherapie, sondern sollen in längeren Intervallen von etwa zwei bis drei Wochen angewendet werden. Alkohol verstärkt alle ihre Wirkungen. Von einem gleichzeitigen Alkoholgenuß zusammen mit Tranquilizern muß daher dringend abgeraten werden.

Die langfristige Einnahme von Tranquilizern, deren bekanntester Vertreter das „Valium" ist, kann zur Toleranzentwicklung und in die Abhängigkeit führen.

Wieso sind Antiepileptika bei einschießenden Schmerzen sinnvoll?

Bei Neuralgien, also Nervenschmerzen, mit einschießendem Charakter wie bei der Trigeminusneuralgie oder den Schmerzattacken im Gefolge der Gürtelrose ist die Wirkung von Antikonvulsiva nachgewiesen. Dabei geht man von der Vorstellung aus, daß bei der Epilepsie wie auch bei den anfallsweise auftretenden Schmerzen eine abnorm gesteigerte Impulsübertragung im Zentralnervensystem vorliegt. Antikonvulsiva wie Carbamazepin, Clonazepam oder Phenytoin steigern die Aktivität von hemmenden Neuronen im Gehirn und unterdrücken somit auch die anfallsweise einschießenden Schmerzen. Bei allen anderen Schmerzen sind sie wirkungslos.

Der abnorm gesteigerten Impulsübertragung im ZNS bei anfallsweise auftretenden Schmerzen kann durch Antiepileptika entgegengewirkt werden. Antikonvulsiva steigern die Aktivität von hemmenden Neuronen im Gehirn.

Gibt es pflanzliche Mittel zur Schmerzbehandlung?

Bei der Behandlung mit pflanzlichen Heilmitteln handelt es sich um nachweisbare und wiederholbare Wirkungen im Sinne einer wissenschaftlich orientierten Medizin.

Mit dem Begriff „pflanzliches Arzneimittel" bzw. „Phytopharmakon" verbindet sich häufig die Vorstellung, daß es sich zwar um wirksame, dabei aber im Vergleich zu den synthetisch hergestellten um harmlose, „unschädliche" Arzneimittel handelt, die so gut wie keine unerwünschten Nebenwirkungen aufweisen. Die Annahme wird auch begünstigt durch die Wortverbindung „Heil-Pflanze". Dies ist jedoch nicht richtig, denn so hoch wirksame und ab einer bestimmten Dosierung auch giftige Arzneistoffe wie Atropin, Digitalis und Morphin sind pflanzlichen Ursprungs. Die Droge Kokain wird ebenfalls von einer Pflanze produziert.

Warum gewinnt die Volksmedizin wieder an Bedeutung?

Die aus Pflanzen isolierten und standartisierten Reinsubstanzen im engeren Sinne sind eigentlich auch nicht unter Phytopharmaka einzuordnen. Gemeint sind darunter vielmehr die alkoholischen oder wässrigen Auszüge von Pflanzen und Pflanzenteilen, deren Wirksamkeit empirisch im Laufe der Jahrhunderte meist durch die Volksmedizin aufgefunden und charakterisiert wurde. Bis zur Mitte bzw. zum Ende des letzten Jahrhunderts, als zunehmend die Chemie den Medikamentenmarkt eroberte, war die Medizin allein auf diese aus der Natur stammenden Arzneimittel angewiesen. Das Wissen über die Wirkung und Anwendung von Naturstoffen wurde bis in das zweite Drittel unseres Jahrhunderts durch die Euphorie über die mit synthetischen Arzneimitteln erzielten Erfolge weitgehend zurückgedrängt. Erst die oft ernsten Nebenwirkungen brachten die Rückbesinnung auf die mit pflanzlichen Arzneimitteln gesammelten Erfahrungen einer traditionellen Heilkunde.

Wann helfen Arnika und Kamille?

In der Schmerzbehandlung werden vorwiegend solche pflanzlichen Arzneistoffe angewendet, die eine entzündungshemmende Wirkung haben. Inhaltsstoffe mit Wirkungen dieser Art sind beispielsweise in der Kamille, der Arnika, der Schafgarbe und der Ringelblume vorhanden. Sie werden mit Erfolg äußerlich bei Verbrennungen, Verstauchungen, Prellungen und Blutergüssen in Form von Salben oder Lotionen angewendet, ebenso auch bei Muskelverspannungen und Gelenkbeschwerden.

Kamille, Arnika, Schafgarbe und Ringelblume werden mit Erfolg äußerlich bei Verbrennungen, Verstauchungen, Prellungen und Blutergüssen in Form von Salben oder Lotionen angewendet.

Wann helfen Blätteressenzen und Mistelextrakte?

Für die innerliche Gabe in Form von Tropfen, bevorzugt bei Schmerzzuständen, die auf entzündliche und degenerative Veränderungen zurückzuführen sind, werden Frischpflanzenauszüge der Blätter von Birke, Esche, Espe und Goldrute verwendet. Bei schweren Gelenkschmerzen, auch bei der Bechterewschen Erkrankung sowie bei Krebs mit schmerzendenden Tochterabsiedlungen im Knochen wird der Extrakt aus der Mistel in steigender Dosierung injiziert. Allerdings können bei dieser Therapie manchmal Nebenwirkungen auftreten wie Fieber, Nachtschweiß, Lymphknotenschwellungen und Mattigkeitsgefühl.

Wann helfen Pestwurz und Colchizin?

Bei Spannungskopfschmerzen, Migräne und bei Schmerzen infolge von Bandscheibenschäden kann der Extrakt aus den Wurzeln der Pestwurz versucht werden. Bei der spezifischen Gelenkentzündung „Gicht", die hervorgerufen wird durch das Auskristallisieren von Harnsäure im Gelenkspalt, wird für den akuten Gichtanfall das Gift der Herbstzeitlose „Colchicin" verwendet. Die lila Blüten tragende Lilienpflanze ist eines der ältesten Arzneimittel der Menschheitsgeschichte.

Die Mistelbehandlung bei Metastasen wird auch in der Schulmedizin praktiziert. Es können bei dieser Therapie aber Nebenwirkungen auftreten wie Fieber, Nachtschweiß, Lymphknotenschwellungen und Mattigkeitsgefühl.

Schmerzbehandlung durch Homöopathie?

Naturheilverfahren werden als „sanfte Behandlungsmethoden" zunehmend von Ärzten und Patienten akzeptiert, nachdem das Wissen auf diesem Gebiete durch die Erfolge von synthetisch hergestellten Medikamenten im letzten halben Jahrhundert mehr und mehr in Vergessenheit geraten war. Mit zunehmenden Interesse an Naturheilverfahren wurden auch von Ärzten ältere Methoden aus der Erfahrungsmedizin erneut in das Spektrum der Therapie aufgenommen. Dazu zählt auch die Homöopathie.

Wie in der Therapie mit pflanzlichen Heilstoffen verwendet auch die Homöopathie Inhaltsstoffe von Pflanzen, aber auch Mineralien sowie Stoffe tierischen Ursprungs. Sie folgt jedoch einem von seinem Ansatz her grundsätzlich unterschiedlichem Therapiekonzept. Das Hauptprinzip der Homöopathie heißt „Ähnliches mit Ähnlichem heilen". So stellte der Vater der Homöopathie, der Arzt und Apotheker Samuel Hahnemann, bereits Ende des 18. Jahrhunderts fest, daß Chinarinde beim Gesunden Fieber auslöst, das verblüffend den Fieberanfällen bei Malaria ähnelt. Andererseits hilft jedoch Chinarinde bei Malariaerkrankung.

Was bedeuten die Potenzen?

Die Verdünnungen von Frischpflanzenextrakten, sogenannte „Urtinkturen", erfolgt in der Homöopathie im Verhältnis 1:10 oder 1:100, also in Dezimal- bzw. Centesimalschritten. Die übliche Dosierungsangabe wie „D_4" oder „C_3" gibt an, wie oft eine Urtinktur entweder im Dezimal- oder im Centesimalverhältnis jeweils unter zehnmaligem kräftigem Schütteln verdünnt worden ist. Durch das Schütteln während des Verdünnungsvorganges soll es nach der homöopathischen Lehre zu Wechselbeziehungen zwischen Ausgangssubstanz und Lösungsmittel kommen, die die Wirkung auf den Organismus verstärken und damit „potenzieren". Je nach der Wirkungsstärke der Urtinktur sind bei Potenzen im Bereich D_3 bis D_6 durchaus noch – auch im Sinne der „Schulmedizin" – Arzneimittelwirkungen zu erwarten.

Die Wirkung bei sogenannten „Hochpotenzen" D_{12} und darüber läßt sich jedoch mit dem heutigen wissenschaftlichen Denken nicht erklären. Mit der Einführung dieser Hochpotenzen trennt sich die Homöopathie von der Schulmedizin. An Stelle der empirischen Beobachtung traten von nun an mystisch-naturphilosophische Vorstellungen wie etwa „die Vergeistigung eines Stoffes" durch das Verfahren der Potenzierung.

Hilfe bei chronischen Entzündungen?

Die Homöopathie versteht sich als unspezifische Reiztherapie, die körpereigene Abwehrkräfte aktiviert, sowie neuro-vegetative Steuerungsmechanismen und Stoffwechselvorgänge normalisiert. So sind aus der Sicht der Homöopathie funktionelle Störungen im vegetativen Nervensystem, alle Neuralgien, viele chronisch entzündliche und degenerative Prozesse besonders für eine homöopathische Behandlung geeignet.

Auch wenn dem naturwissenschaftlich denkenden modernen Menschen das homöopathische Konzept vielleicht befremdlich erscheinen mag, sollten zwei Argumente in Betracht gezogen werden:

1. Die beste Therapieform ist immer die, welche mit möglichst geringen Mitteln, die auch den Patienten nur wenig belasten, gute Heilerfolge erzielt.

2. Mangelnde Erklärbarkeit mit den zur Zeit zur Verfügung stehenden naturwissenschaftlichen Methoden besagt noch keineswegs, daß es sich dabei um Hokuspokus handelt.

Bei der Verabreichung des für den Kranken individuell richtigen homöopathischen Mittels spielen mehrere Aspekte des Patienten eine Rolle: Konstitutionstyp, Art und Lokalisation der Beschwerden, Modalitäten der Erkrankung, Leitsymptome und begleitende Anfälligkeiten.

Was kann ich selbst tun?

Gerade bei Schmerzen, die einen chronischen Verlauf genommen haben, ist es ganz besonders wichtig, die eigene Lebenssituation zu überdenken und etwas an seinem oft zu passiven Lebensstil zu ändern. Durch gezielte Maßnahmen wie Entspannungsmethoden gelingt es vielen, die oft durch ein jahrelanges falsches Verhalten im Alltag verspannten Muskeln zu lockern und dadurch Schmerzfreiheit zu erreichen. Durch bestimmte Methoden kann der Patient auch lernen, die schmerzauslösenden Faktoren willentlich zu beeinflussen. Darüber hinaus ist eine gesunde und ausgewogene Ernährung genauso wichtig wie ausreichend Sport und Bewegung.

Warum sollte ich meine Lebensweise ändern?

Die meisten Menschen, die unter chronischen Schmerzen leiden, sind oft über Monate oder sogar Jahre hinweg langsam aber sicher in einen regelrechten Teufelskreis hineingezogen worden.

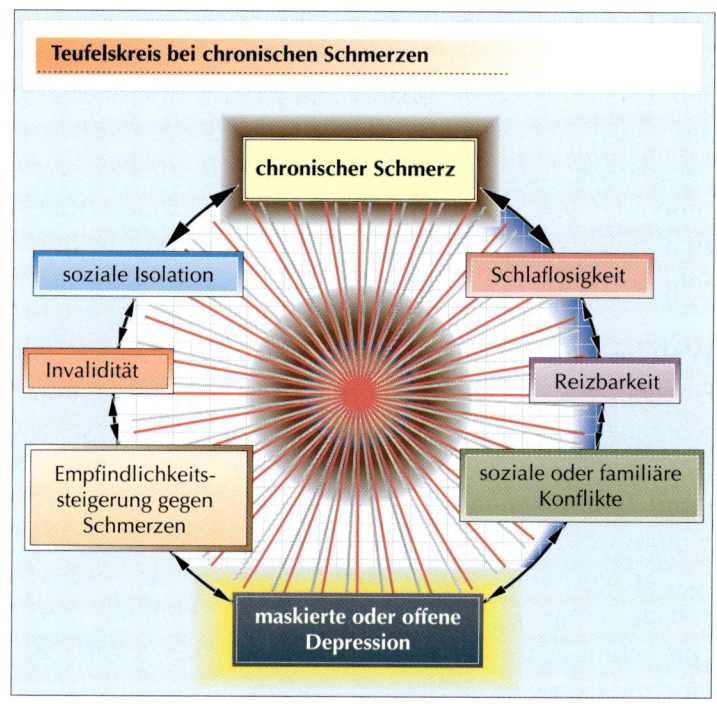

Patienten mit chronischen Schmerzen geraten sehr leicht in einen Teufelskreis, der sie oft in die soziale Isolation drängt und bis zu schweren Depressionen führen kann.

Der chronische Schmerzpatient sollte sich auf jeden Fall wieder bewußt machen, daß er aus Körper, Geist und Seele besteht. Alle drei sind unlösbar miteinander verbunden. Ist eines krank, so sind auch die anderen beiden krank. Um im Leben glücklich, zufrieden und auch schmerzfrei zu sein, ist es deshalb auch wichtig, eine absolute Harmonie anzustreben. Ohne daß Sie es wollten, haben die Folgen Ihrer chronischen Schmerzen

– ständige Beeinträchtigung des Wohlbefindens, Schlaflosigkeit, erhöhte Reizbarkeit, Konflikte mit der Familie oder im Berufsleben – Sie oft in die Isolation getrieben. Man kapselt sich mehr und mehr ab, worunter man nicht nur selbst leidet, und wird depressiv. Nun gilt es, einmal ganz objektiv die eigene Situation zu überdenken. Das höchste Ziel ist natürlich die Schmerzfreiheit. Durch verschiedene Methoden, die man unter fachmännischer Anleitung erlernen kann, wird es einem gelingen, wieder Spaß am Leben zu finden. Denn sobald sich die ersten kleinen Erfolge eingestellt haben, wird man zuversichtlicher und möchte weiter auf diesem Weg gehen. Finden Sie für sich selbst heraus, was am besten zu Ihnen paßt, und mit welchen Methoden Sie Ihren Schmerzen am besten begegnen können.

Welche Rolle spielt meine psychische Verfassung?

Eine ganze Reihe von chronischen Schmerzen wie Kopfschmerzen, Kreuzschmerzen oder Rückenschmerzen hat eine mehr oder weniger stark ausgeprägte seelische Komponente, die über Muskelverspannungen, Durchblutungsstörungen oder auch über den unbewußten Appell an Verwandte und Freunde für mehr Aufmerksamkeit das Schmerzgeschehen aufrechterhalten kann. Solche Schmerzzustände sprechen meist ungenügend auf eine medikamentöse Behandlung an.

Durch bestimmte Verfahren, die eine konsequente aktive Mitarbeit des Patienten erfordern, kann man lernen, sich zu entspannen und die Schmerz auslösenden Faktoren zu beseitigen. In erster Linie muß der Patient dabei die Bereitschaft aufbringen, lang geübte Gewohnheiten abzustellen. Dazu gehören auch das Rauchen und der übertriebene Alkohol- und/oder Kaffeegenuß sowie der Dauergebrauch von Medikamenten wie Schmerz- oder Abführmitteln.

Nicht selten ist – gerade beim Kopfschmerz – die Abkehr von einem gesundheitsschädlichen Lebenswandel Voraussetzung für den Erfolg der Behandlung.

Wie kann ich lernen, mich zu entspannen?

Autogenes Training sollte möglichst in einer Gruppe durch einen erfahrenen Therapeuten vermittelt werden. Wichtig ist, daß Sie die erlernten Übungen – wie bei der Krankengymnastik auch – regelmäßig zu Hause anwenden und üben.

Verspannungen der Muskulatur können durch Fehlbelastungen der Muskeln, aus benachbarten Gelenken, dem Bandapparat, aber auch durch Schmerzen auftreten. Besonders betroffen sind der Nacken- und Schulterbereich sowie die Rückenmuskulatur. Die Muskeln ziehen sich reflexartig vermehrt zusammen, dadurch kommt ein Teufelskreis in Gang: Die Muskelverspannung bewirkt durch eine beeinträchtigte Durchblutung Reizung von schmerzleitenden Nerven und somit ihrerseits Schmerzverstärkung, die dann eine weitere Verspannung zur Folge hat. Es gibt nun verschiedene Entspannungsverfahren, mit denen Sie lernen können, Ihre Verkrampfungen zu lösen. Bereits nach einigen Anwendungen werden Sie meist spüren, wie Sie nicht nur körperlich, sondern auch seelisch lockerer und entspannter werden.

Was bedeutet Selbstsuggestion?

Durch Hinlenken des Bewußtseins auf die erkrankte bzw. schmerzende Körperregion mittels unterschiedlichster Techniken, wie sie die Patienten bei autogenem Training, Yoga u. a. erfahren, soll der Geist Einfluß auf das körperliche Gebrechen nehmen. Gezielte Behauptungen wie „der Arm tut nicht mehr so weh" rufen beim Geübten dann entsprechende Körperreaktionen hervor.

Wie hilft das autogene Training?

Durch die „konzentrative Selbstentspannung" wird erreicht, daß man mit Konzentration auf bestimmte Körperregionen autosuggestiv die Muskelspannung, Durchblutung, Atmung, und Herztätigkeit beeinflussen kann und damit innere Ruhe, Gelassenheit und psychische Entspannung herbeiführt. Es sind bestimmte Körperempfindungen wie Schwere, Wärme, ruhiger Herzschlag

Was kann ich selbst tun?

und harmonische Atmung, die allein durch Selbstgespräche und Konzentration in Gang gesetzt werden und Gefühle der Entspannung und des Streßabbaus hervorrufen.

Wie hilft die Jacobson-Methode?
Diese Entspannungstechnik, oft auch einfach als Tiefmuskelentspannung oder neuromuskuläre Relaxation bezeichnet, zielt auf eine ganz bewußte Entspannung der Körpermuskulatur. Es geht darum, den Gegensatz zwischen Anspannung und Entspannung zu erspüren, eine Sensibilität für körperliche Spannung zu entwickeln, um dadurch einen tiefen physischen und psychischen Entspannungszustand zu erreichen. Bei der Durchführung dieser Entspannungsmethode werden im Sitzen oder Liegen der Reihe nach verschiedene Körpermuskeln fünf bis acht Sekunden lang angespannt und dann wieder für 20 bis 30 Sekunden entspannt.

Welche Methoden helfen mir noch?
Yoga hat das Ziel, ein Gleichgewicht zwischen Körper, Seele und Geist herzustellen und zu vollkommener Selbsterkenntnis zu gelangen. Atemübungen, körperliche Übungen und Meditation sollen die polaren Kräfte von Geist und Körper ins Gleichgewicht bringen. Geist und Seele werden mit dem Körper eins und beeinflussen dann von innen heraus die ganze Person und damit auch Probleme wie Streß, Muskelverspannungen, Nervosität und schlechte Durchblutung.

Die Atemtherapie ist eine der besten Möglichkeiten, positiv auf den Blutkreislauf einzuwirken. Bei allen venösen Stauungen im Brust und Bauchraum, Haltungsschwächen und chronischen Entzündungen ist sie angezeigt. Sie sorgt nämlich durch ihre verbesserte Durchblutung auch für die Entgiftung des Organismus und damit zu einem Abtransport der „Entzündungsstoffe".

Das aktive Training zu Hause kann bei beiden Verfahren durch eine vom Therapeuten besprochene Tonbandkassette erleichtert werden.

Was sind Schmerzimmunisierung und Biofeedback?

Diese Methode arbeitet mit einem experimentellen Schmerzreiz, auf den bestimmte Bewältigungsstrategien eingeübt werden: Zunächst erfolgt die Einstellung und Vorbereitung auf den Schmerzreiz. Darauf findet die eigentliche Konfrontation mit dem (experimentellen) Schmerz statt. Ferner wird das Verhalten in kritischen Situationen, die sich als Schmerzauslöser oder -verstärker erwiesen haben, geübt, und schließlich findet der Patient zusammen mit dem Therapeuten das Verhalten oder die Formel, wodurch der Schmerz erfolgreich bewältigt wird. Gearbeitet wird dabei mit Selbstverbalisationen wie: „gleich fängt der Schmerz an … ich werd's schon überstehen … gut, es ist vorbei, ich hab's geschafft."

Nach dem eigentlichen Übungsprogramm finden in regelmäßigen Abständen Auffrischungssitzungen statt, durch welche die Trainingsinhalte erhalten und vertieft werden.

Was bedeutet Biofeedback?

Biofeedback bedeutet Rückkoppelung. Das Prinzip dieser Methode beruht im wesentlichen auf der Sichtbarmachung bestimmter sonst unbewußter Körperfunktionen durch entsprechende Apparate. Ein Gerät mißt die Muskelspannung Ihrer Stirnmuskeln oder die Temperaturdifferenz zwischen Stirn und Hand. Auch das Pulsvolumen in der Schläfenarterie kann registriert werden. In einem Lernprozeß üben Sie, diese sonst unbewußt ablaufenden Körperfunktionen in die gewünschte Richtung zu beeinflussen, und können den Erfolg anhand der Rückmeldung dieser Funktionsänderungen kontrollieren. Es wird über günstige Erfolge berichtet – gemessen an der Anfallshäufigkeit und der Medikamenteneinnahme – bei Patienten mit Migräne oder vasomotorisch bedingten Kopfschmerzen, die sich einem Biofeedback-Training unterzogen hatten. Auch der Spannungskopfschmerz läßt sich über eine Verminderung der Muskelspannung im Bereich der Stirn- und Nackenmuskulatur

Was kann ich selbst tun?

beeinflussen. Die Methode ist durch den apparativen und zeitlichen Aufwand noch relativ kostspielig.

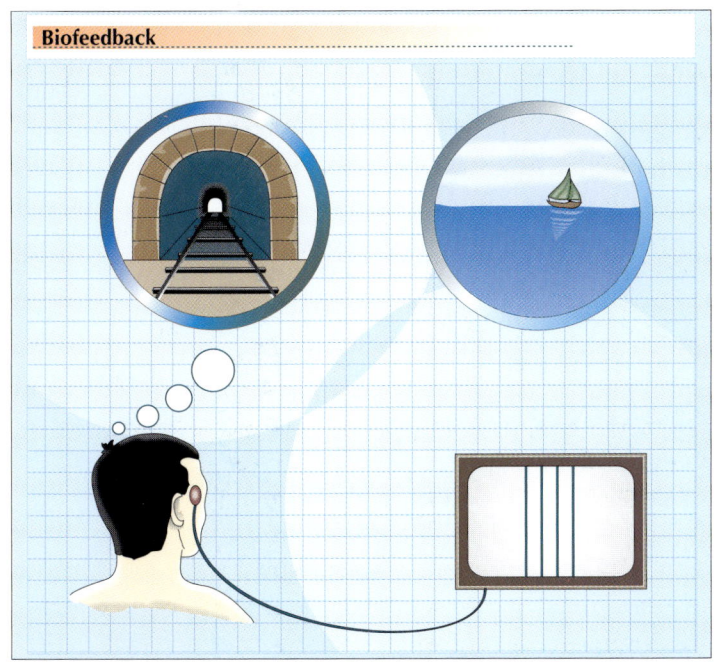

Die Gefäßweite der Schläfenarterie wird als Pulsamplitude gemessen und erscheint als Balken auf dem Bildschirm. Über bildhafte Vorstellungen (Tunnel, kleines Schiff am Horizont) kann der Patient willkürlich die Gefäßweite seiner Schläfenarterie verengen und den Erfolg auf dem Monitor ablesen.

Wie hilft eine Verhaltenstherapie?

Bei diesem Konzept steht die Änderung des schmerzbezogenen Verhaltens des einzelnen Patienten im Vordergrund. Schmerzen können durch übertriebene Anteilnahme von Familienangehörigen sowie durch die Vermeidung von unangenehmen Aufgaben und Situationen noch verstärkt werden. Solche „Fluchtreaktionen in den Schmerz" sollen bewußt gemacht und abgebaut werden. Der Patient wird allgemein aktiviert. Ziel ist es auch, die Einnahme schmerzmildernder Medikamente zu vermindern. Nach einer Bewußtmachung des typischen Schmerzverhaltens soll der Aufbau von gesundem Verhalten eingeübt werden.

Wie kann ich mir noch selbst helfen?

Es gibt Schmerzzustände, die lassen sich mit den genannten Therapiemöglichkeiten – sei es mit Medikamenten oder mit den verschiedenen physikalischen Verfahren – nur ungenügend beeinflussen. Eine Hilfe bieten in diesen Fällen verschiedene Selbsthilfeprogramme, wie z. B. das der beiden amerikanischen Psychologinnen Annabel Broome und Helen Jellicoe, das sich in einzelne Abschnitte gliedert, die jeweils in einer Woche erarbeitet und trainiert werden können:

Verspannungs-Tagebuch

Datum: 9.2.1997	Schmerz:	Verspannung:	Aktivität: Was tue ich?	Psychische Verfassung: Was denke ich gerade?
8°°	20%	10%	Frühstücken	Das könnte noch ein ordentlicher Tag werden.
10°°	20%	10%	Mit dem Hund spazieren	Hoffentlich geht es den ganzen Tag so gut.
12°°	40%	30%	Mittagessen zubereiten	Wie langweilig
14°°	50%	30%	Fenster putzen	Wie mühsam
16°°	20%	10%	Malen	Da fühle ich mich ganz im Element.
18°°	40%	20%	Nachtessen zubereiten	Immer dasselbe
20°°	20%	10%	Fernsehen	Hoffentlich kann ich gut schlafen.

Selbsthilfe in einzelnen Schritten:

1. Führen eines Schmerztagebuches, um Auskunft über Art und Dauer der Schmerzen zu geben sowie sich den Schmerz bewußt zu machen.

2. Verspannungen mit Hilfe eines Schmerz-Verspannungstagebuches wahrnehmen: darin werden zu bestimmten Zeiten Schmerzintensität und Grad der Muskelverspannung protokolliert. Ein Abbau der muskulären Ver-

Was kann ich selbst tun?

spannungen kann über die bewußte Wahrnehmung der Spannungen in bestimmten Muskelbereichen gelingen. Wie beim Schmerztagebuch wird auch hier die Muskelspannung in Prozent der maximal erreichbaren Spannung notiert.

Aus einem solchen Protokoll geht häufig hervor, daß monotone oder unangenehme Beschäftigungen wie Fenster putzen, Geschirr spülen, aber auch Langeweile und Leerlauf mit höheren Schmerz-Spannungswerten einhergehen als angenehm empfundene Freizeitbeschäftigungen wie Spazierengehen, Lesen oder Zeichnen.

3. Aktive Entspannung: Entspannungsübungen beginnen mit willkürlicher Anspannung z. B. der Bauchmuskulatur: stark anspannen – und loslassen, um das Gefühl der Entspannug zu lernen. Mit Hilfe der Atmung kann rhythmische Anspannung und Entspannung eingeübt werden. Die Einatmung begünstigt die Anspannung, die Ausatmung die Entspannung. Durch Verlängerung der Ausatmungsphase können die Entspannungszeiten ausgedehnt und bewußt erlebt werden. Eine besonders gute Entspannung wird mit dem bereits erwähnten autogenen Training erreicht.

4. Das Leben wieder aktiv und sinnvoll gestalten: Dazu sollten Sie sich zunächst einmal folgende Fragen beantworten:

Selbsthilfeprogramme zielen im Prinzip alle darauf ab, den Kranken dahin zu führen, daß er mit seinem Schmerzproblem aus eigener Kraft fertig werden kann und in die Lage versetzt wird, auch mit Schmerzen ein erträgliches und aktives Leben zu führen.

◆ Welche Aktivitäten habe ich aufgegeben, seitdem ich Schmerzen habe?
◆ Welche dieser Aktivitäten würde ich gern wieder aufnehmen?
◆ Welche neuen Aktivitäten würde ich gern ausprobieren?
◆ Warum mache ich eigentlich nicht mehr so viel wie früher?

Setzen Sie sich wieder Ziele!

Je nach dem Grad der durch den Schmerz und seine seelischen Folgen hervorgerufenen Passivität sollten Sie sich nun Ziele setzen und in kleinen, erreichbaren Schritten versuchen, Ihre Lethargie zu überwinden. Dazu dient Ihnen ein Ziel-Tagebuch. Darin halten Sie eine bestimmte Tätigkeit wie z. B. spazierengehen über den Verlauf einer Woche fest. Beobachten Sie sich genau und tragen Sie in die Liste immer auch ein, wie Sie sich jeweils gefühlt haben, ob Sie Ihr Ziel erreicht haben, oder ob Ihnen eine Aufgabe eher unangenehm war.

Mit der Möglichkeit, sich wenigstens Teilbezirke Ihres Lebens wieder zurückzuerobern und selbst zu gestalten, mag der Schmerz zwar weiterhin noch als störend und unangenehm empfunden werden. Dieser Schmerz hat jedoch damit seine Herrschaft über Sie verloren. Ihr Leben wird sich trotz allem wieder erträglich gestalten lassen, wobei Ihnen das Ziele-Tagebuch eine wertvolle Hilfe ist.

Ziele-Tagebuch

Tag	Ziel	Schmerz (0–100)	Bemerkungen
Montag	Spaziergang 5 min	80	Vielleicht zu schnell, langsamer gehen.
Dienstag	Spaziergang 5 min	60	Langsam geht es besser.
Mittwoch	Spaziergang 5 min	60	Nicht schlecht.
Donnerstag	Spaziergang 5 min	20	Sehr gut. Morgen 10 Minuten versuchen.
Freitag	Spaziergang 10 min	60	Besser als erwartet. Müde. Vielleicht zu schnell gegangen.
Samstag	Spaziergang 10 min	60	Langsamer gehen.
Sonntag	Spaziergang 10 min	40	Es hat länger gedauert, aber es hat sich gelohnt.

Was kann ich selbst tun?

Warum ist gesunde Ernährung so wichtig?

Gerade in der heutigen Zeit, in der Streß und Hektik oft unseren Tagesablauf bestimmen, ist es besonders wichtig, auf eine gesunde und ausgewogene Ernährung zu achten. Bei einigen Erkrankungen kann eine spezielle Ernährung unterstützend auf den Heilungsprozeß wirken. Doch auch Gesunde oder chronische Schmerz-Patienten während eines beschwerdefreien Intervalls können mit frischer Kost Ihr Immunsystem stärken und so Ihr Gesamt-Wohlbefinden verbessern.

Auf den Genuß von Kaffee, Alkohol und Nikotin sollte möglichst ganz verzichtet werden.

Worauf sollte ich achten?

Die Deutsche Gesellschaft für Ernährung (DGE) hat Richtlinien verfaßt, in denen der tägliche Bedarf an lebensnotwendigen Nährstoffen nach Altersgruppen aufgeschlüsselt ist. Zusammenfassend kann man sagen: Hauptbestandteile einer gesunden und vollwertigen Ernährung sind Ballaststoffe, Kohlenhydrate, Vitamine und Mineralien in einer ausgewogenen Zusammenstellung. Wertvolle Ballaststoffe wie auch Kohlenhydrate liefern Getreide und Getreideprodukte, Reis sowie Hülsenfrüchte und frisches Gemüse, vor allem Kartoffeln. Den Bedarf an lebensnotwendigen Vitaminen decken wir über den täglichen Verzehr von frischem Obst und Gemüse, am besten roh oder zumindest mit schonenden Garmethoden wie Dünsten, Braten ohne Fett oder Schmoren zubereitet. Milchprodukte und magere Fleisch- und Fischsorten versorgen den Körper mit dem wertvollen Eiweiß. Mineralien finden sich vor allem in Milch und allen Milchprodukten. Denken Sie bei Ihrem Arztbesuch auch daran, eine eventuelle Umstellung Ihrer Ernährung mit ihm zu besprechen. Er kann Ihnen Wege zeigen, auch mit Hilfe einer speziellen Kost Ihre Beschwerden etwas besser in den Griff zu bekommen.

Mit einer ausgewogenen Ernährung normalisieren sich automatisch Ihre Blutfettwerte – zur Freude Ihrer Arterien und Ihres Herzens.

Was kann ich konkret im Einzelfall tun?

Alle Menschen sind verschieden, und deshalb ist es unmöglich, eine Form der Behandlung, die jedem in gleicher Weise hilft, verbindlich vorzuschlagen. Darüber gibt es auch im Krankheitsbild jeweils Unterschiede. Die vorliegenden Ratschläge sind in erster Linie selbstgemachte Erfahrungen betroffener Patienten, die von Fall zu Fall einfach auf ihre Wirksamkeit, jedoch unbedingt nach Absprache mit dem Arzt, ausprobiert werden müssen.

Was hilft gegen Kopfschmerzen?

Gegen Kopfschmerzen kann eine 15minütige Akupressur am Hauptschmerzpunkt zwischen Daumen und Zeigefinger helfen.

Entspannungsmethoden zur Muskellockerung helfen meist nur kurzfristig. Man muß zusätzlich das Übel bei der Wurzel packen und Streß abbauen.

Ein zu Migräne neigender Mensch sollte Entspannungsübungen machen. Autogenes Training, Atemgymnastik und Yoga sorgen für das richtige Maß an Anspannung und Entspannung. In manchen Fällen haben sich ansteigende Fußbäder, kalte Wadenwickel und heiße Frottee-Nackenrollen bewährt. Zur Vorbeugung sind auch jeden Nachmittag ein kaltes Armbad von 45 Sekunden Dauer und täglich heiße Duschen auf die Nackenwirbel geeignet. Im akuten Anfall sollte man sich im abgedunkelten Raum flach hinlegen, das Schlafzimmer gut durchlüften und ätherisches Pfefferminzöl großflächig und mit leicht einmassierenden Bewegungen auf Schulter- und Schläfenpartien auftragen. Bei anderen Formen des Kopfschmerzes sind Spaziergänge an der frischen Luft zu empfehlen. Heiße Kompressen im Nacken sind in jedem Fall richtig, auch Wechselfußbäder helfen oft. Bei rheumatischem Kopfschmerz schwören einige auf einen Heusack im Nacken und auf leichte Massage mit den Fingerspitzen. Bei Verspannungen der Halsmuskulatur helfen Gymnastik und Massagen, die auf Muskellockerungen abzielen. Das Leben allgemein sollte möglichst „spannungsfrei" gestaltet werden, damit auch die reflektorisch körperliche Anspannung zurückgeht.

Was kann ich selbst tun?

Wie begegne ich Rückenschmerzen?
Die Wirbelsäule trägt unseren Körper – Tag für Tag, ein Leben lang. Damit sie unter dieser Last nicht zusammenbricht, sollte die gesamte Rückenmuskulatur gestärkt werden. Dies geschieht am besten durch spezielle Rückengymnastik und Schwimmen. Bei akuten Rückenschmerzen verschafft die Lagerung in einem Stufenbett Linderung. Die Unterschenkel des Patienten werden auf mehreren Kissen o. ä. so hochgelegt, daß die Hüft- und Kniegelenke rechtwinkelig gebeugt werden. Gebeugte Haltung z. B. beim Aufheben von Gegenständen ist Gift für die Wirbelsäule. Immer den Oberkörper gerade halten und durch Beugung der Knie in die Hocke gehen!

Krankenkassen, Volkshochschulen und Sportschulen bieten sogenannte „Rückenschulen" an, die Ihnen beibringen, wie Sie Ihre Wirbelsäule entlasten und den Rücken schonen können.

Was hilft gegen Magenbeschwerden?
Bei Magen- und Darmbeschwerden ist das A und O die richtige Kost. Bei Übersäuerung, stetig wiederkehrenden Gastritiden und Magengeschwüren sind Alkohol, Bohnenkaffee, Suppe, saure Speisen und Zitrusfrüchte tabu. Auch das Rauchen sollte zumindest eingeschränkt werden. Das Essen sollte gut zerkaut und stets ohne Hast in ruhiger Atmosphäre eingenommen werden. Kamille-, Kümmel- und Johanniskrauttee tun gut. Bei allen Erkrankungen des Verdauungstraktes sollten wir wieder lernen, vermehrt darauf zu achten, was der Körper uns signalisiert. Wenn sich das Gefühl des Heißhungers auf etwas Bestimmtes einstellt, sozusagen das Wasser im Munde zusammenläuft, dann sollte man zulangen. Es wird mit Sicherheit nicht schaden. Bei Getränken sollten alkalische Mineralwasser bevorzugt und grundsätzlich nach dem Essen eingenommen werden. Feucht-kalte Füße gilt es zu vermeiden. Nachts ein kalter Leibumschlag, tagsüber heiße Dampfkompressen, Packungen mit Lehm oder Luvos-Heilerde und Heusäcke haben sich als bewährte Hilfsmittel erwiesen.

Bei akuten Magenkrämpfen oder bei einem nervösen Reizmagen hilft oft eine Teemischung aus Melissenblättern und Hopfenzapfen zu gleichen Teilen. Die Bitterstoffe des Hopfens regen die Verdauung an.

Schließen Sie sich einer Selbsthilfegruppe der Deutschen Rheuma-Liga an, die mittlerweile in vielen Städten vertreten ist. Dort können Sie zusammen mit Gleichgesinnten Ihre Beweglichkeit in kleinen Schritten steigern.

Welche Hilfe gibt es bei Rheuma?

So vielseitig sich das Bild der rheumatischen Erkrankungen präsentiert, so bunt ist auch die Palette der möglichen begleitenden Therapiemaßnahmen. Es würde aber den Umfang des Buches sprengen, alle hier aufzuzählen. Ein wichtiger Aspekt ist jedoch, daß chronisch entzündete Zähne, Rachenmandeln, Nasennebenhöhlen oder Stirnhöhlen und vieles andere mehr die Ursachen für massive rheumatische Beschwerden sein können. Deshalb ist oberstes Gebot, diese Ursachen aufzuspüren und auszuschalten.

Bäder, Packungen, geeignete Wäsche, Quarkauflagen, Lehmauflagen, Bürstenmassagen und vor allen Dingen eine ruhige, geordnete Lebensweise sind vielseitig bekannte und empfohlene Möglichkeiten, den Schmerz zu lindern. Darüber hinaus ist es wichtig, immer für eine gute Ausleitung der Giftstoffe des Körpers aus dem Darm, der Blase und den Nieren zu sorgen. Die Ernährung spielt dabei eine große Rolle: viel Vollwertkost, viel Rohkost. Vollkommener Verzicht auf Alkohol und Nikotin und ein spezieller Rheumatee bilden die Basis.

Bei Blasen- und Nierenbeschwerden helfen Wannenbäder von 10 bis 15 Minuten bei einer Wassertemperatur von 35 bis 38 °C. Zusätze von Kamille, Melisse, Schafgarbe oder Ackerschachtelhalm haben sich bewährt.

Rheumatee:

Zu gleichen Teilen Hauhechel, Heidekraut, Brennessel, Geißfuß, Birkenblätter, Johanniskraut, Ringelblume, Schachtelhalm und Wacholder mischen. Einen Teelöffel auf eine Tasse heißes Wasser, 15 Minuten ziehen lassen, durchseihen und dreimal täglich eine Tasse in kleinen Schlucken trinken.

Manche schwören auf Wannenbäder mit Rosmarin, Farnkraut, Senf und Heublumen, gegebenenfalls auch Wacholder. Bei akut entzündeten Gelenken helfen

Was kann ich selbst tun?

Zwiebelwickel. Magnetpflaster und Akupressur vertreiben oft den Schmerz. Gelenke können gezielt in der Fußreflexmassage durch den Fachtherapeuten behandelt werden.

Gibt es Hilfe bei Gallen- und Nierenkoliken?

Ständig wiederkehrende Krämpfe, verursacht durch Gries oder Steine in Galle oder Niere, können das Leben zur Hölle machen. Bei Gallensteinen muß in erster Linie die Nahrung umgestellt werden. Alkohol und Nikotin müssen ganz, fettig gebratene Fleisch- oder Teigwaren weitgehend vermieden werden. Auch eiskalte Speisen reizen die Galle. Kräuter wie Petersilie, Thymian, Majoran, Dill und Rosmarin sowie viel Fisch und Milchprodukte beruhigen den Magen. Einmal pro Woche empfiehlt sich ein Safttag. Viele schwören zur Beseitigung der Steine auf eine Ölkur. Dazu nimmt man ca. 50 Milliliter unraffiniertes Olivenöl und legt sich zwei Stunden lang auf die rechte Seite. Im akuten Anfall kann man sich mit dem Zeigefinger die Mitte der rechten Augenbraue im Uhrzeigersinn massieren.

Bei Nierensteinen wirken oft heiße Wickel auf die Nierengegend oder auch Vollbäder. Leichte Ernährung und Teefastenkuren sind vorbeugend und ausschwemmend. Fußreflexmassagen können den Abgang von Nierensteinen bewirken.

Was tun bei Angina pectoris?

Regelmäßige Spaziergänge an der frischen Luft und Ausdauersport sind wichtig und richtig. Dabei sollte es aber draußen nicht zu kalt sein, und Überanstrengungen sind in jedem Fall zu vermeiden. Viele kleine Mahlzeiten drücken nicht so sehr aufs Herz wie ein opulentes Mahl und/oder blähende Speisen. Eine ganz wichtige Begleittherapie stellen das autogene Training, Biofeedback, Meditation und Imagination dar. Manchmal helfen während des Anfalls auch heiße Hand- und Fußbäder. Neuraltherapie, Akupunktur und auch ausleitende Verfahren wie Schröpfen können Linderung bringen. Eine Atemtherapie sollte in den Tagesablauf eingebaut werden.

Spaziergänge und Ausdauersport schaden entgegen weitverbreiteter Meinung überhaupt nicht. Der Cholesterinspiegel wird im Gegenteil reduziert und somit eine fortschreitende Arteriosklerose zumindest verzögert.

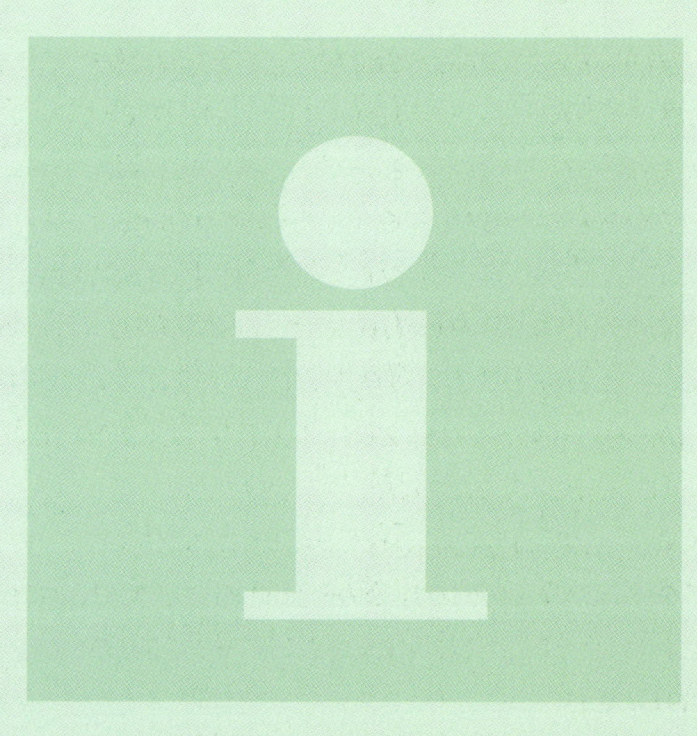

Anhang

Oft fühlen sich Menschen, die unter chronischen Schmerzen leiden, nach einer ärztlichen Untersuchung oder Behandlung alleingelassen, weil sie die Fachbegriffe der Ärzte und des medizinischen Personals nicht verstehen. In diesem Anhang finden Sie die wichtigsten Begriffe rund um die chronischen Schmerzen in alphabetischer Reihenfolge verständlich erklärt.

Zudem erhalten Sie eine Liste wichtiger Adressen, bei denen Sie weitere Informationen anfordern und konkrete Hilfe bekommen können.

Das abschließende Sachregister hilft Ihnen, sich anhand einer gezielten Schlagwortsuche schnell in diesem Buch zurechtzufinden.

Was bedeutet was?

Algesie: Schmerzempfindlichkeit; entsprechend Algesimetrie „die Messung der Schmerzempfindlichkeit", Analgesie „Schmerzlosigkeit" und Analgetika „Schmerzmittel".

Amphetamine: chemische Weckmittel, die eine anregende Wirkung auf das zentrale Nervensystem haben. Bei regelmäßiger Einnahme besteht Suchtgefahr.

Anabolikum: Synthetisches Hormon, das den Stoffwechsel beeinflußt und den Eiweißaufbau fördert. Eine unkontrollierte Anwendung wie z.B. bei Sport ist gesundheitlich bedenklich.

Angina pectoris: Wörtlich „Enge der Brust", beschreibt die typische Empfindung bei Unterversorgung des Herzmuskels meist durch verengte Koronarartien.

Arthrose: Chronische Gelenkerkrankung vornehmlich älterer Menschen als Ergebnis der täglichen Belastung und des altersgemäßen Abbaus des Gelenkgewebes. Der Anlaufschmerz ist charakteristisch.

Arteriosklerose (wörtl. Gefäßverhärtung): Wichtigste und häufigste krankhafte Veränderung der Arterien mit Verhärtung, Elastizitätsverlust und Lichtungseinengung.

Axon: (andere Bezeichnung „Neurit"), Zellfortsatz, der bis zu einem Meter Länge haben kann und sich am Ende, meist im Dendriten der anschließenden Zelle, baumförmig verästelt. Er leitet die Erregung der Nervenzelle durch Schmerzimpulse weiter.

Bechterewsche Krankheit: Eine nach dem gleichnamigen Arzt benannte chronische, entzündliche Wirbelsäulenerkrankung rheumatischen Ursprungs.

Dendrit: Verzweigter Ausläufer des Zellkörpers. Die baumförmige Verästelung bietet eine große Oberfläche, um ankommende Reizsignale aufzufangen.

Extremitäten: Gliedmaßen.

Gastritis: Entzündung der Magenschleimhaut.

Injektion: Behandlungsart, bei der ein gelöstes Arzneimittel mit einer Hohlnadel in die Haut, unter die Haut, in einen Muskel oder in eine Vene eingebracht wird.

Kolon: Dickdarm, bestehend aus einem aufsteigenden, horizontalen und absteigenden Teil. Auch das Sigmoid, der Übergang vom Dickdarm zum After, auch bezeichnet als Mastdarm, gehört zum Kolon.

Kontraktur: dauernde Verkürzung eines Muskels oder einer Muskelgruppe als Folge einer Krankheit oder Verletzung. Schonhaltung, Fehlstellungen und Narbengewebe können ebenfalls zu einer Kontraktur führen.

Lumbago, Lumbalgie: Schmerzen in der Lende („lumbo"), am häufigsten wird mit diesem Begriff der Hexenschuß bezeichnet.

Medulla oblongata: verlängertes Rückenmark, Abschnitt zwischen Rückenmark und Stammhirn. Hier befinden sich viele wichtige Nervenzentren: Atemzentrum, Herz-, Kreislauf-, Schluckzentrum u. a.

Metastase: Ausbreitung (Absiedelung) einer Erkrankung innerhalb des Organismus, meist über den Blut- oder Lymphweg.

Neuron: Nervenzelle, bestehend aus Zellkörper, Axon und Dentrit.

Nozizeptoren: Schmerzrezeptoren. Diese werden nur bei hohen Reizen von gewebsschädigender Intensität erregt.

Opstipation: Verstopfung.

Parasympathikus: Teil des Nervensystems und Gegenspieler des Sympathikus. Er entspringt dem Hirnstamm als Nervus vagus und drosselt das vegetative Nervensystem. Er sorgt für die Regenerierung des Organismus.

Spasmolytika: Medikamente, die Krampfzustände der glatten, unwillkürlichen Muskulatur lösen, z. B. Bronchen.

Sympathikus: Kurzform für Truncus sympathicus, der Grenz- oder Stammstrang des autonomen Nervensystems. Er ist als Antriebsmotor für das vegetative Nervensystem und damit für Herzschlag, Blutdruck und Stoffwechsel zu verstehen.

Spasmus: Anspannung oder Kontraktion einer Muskelgruppe. „Tonischer Spasmus" ist gleichbleibend und von längerer Dauer, „klonischer Spasmus" ist eine immer wiederkehrende Anspannung mit Phasen der Erschlaffung.

transkutan: durch die Haut.

Trigeminus: fünfter Gehirnnerv, der mit seinen drei („tri") Ästen („geminus") für die Bewegungsfähigkeit des Kiefers sorgt und für die Sensibilität von Auge, Nase, Mund, Zunge und Teile der Gesichtshaut zuständig ist.

Tumor: Schwellung; meistens die Bezeichnung für eine Geschwulst aus gut- oder bösartigen Zellen wie bei Krebs. Er kann jedoch auch entzündlichen Ursprungs oder durch einen Fremdkörper bedingt sein.

Wo finde ich weitere Hilfe?

Die meisten Universitäts-Kliniken haben spezielle Schmerz-Ambulanzen eingerichtet, in denen chronische Schmerz-Patienten Hilfe finden können. Erkundigen sie sich nach solchen Einrichtungen in der Nähe Ihres Wohnortes.

Bei den aufgelisteten Adressen können Sie als Schmerz-Patient nähere Informationen wie auch Adressenlisten für Selbsthilfegruppen und Therapeuten anfordern.

Deutsche Schmerzliga e. V., Roßmarkt 23, 60311 Frankfurt, Tel. 0 69/29 98 80 75
(Gegen einen mit 1,10 DM frankierten Rückumschlag erhalten Sie Informationen und Adressenlisten von Selbsthilfegruppen und Therapeuten in Ihrer Nähe)

Deutsche Schmerzhilfe e. V. Hamburg, Geschäftsstelle des Bundesverbandes, Sietwende 20, 21720 Grünendeich, Tel. 0 41 42/81 04 34

Deutsche Gesellschaft zum Studium des Schmerzes, (wissenschaftliche Fachgesellschaft), Universität zu Köln, Joseph-Stelzmann-Straße 9, 50924 Köln, Tel. 02 21/ 4 78 66 86

SCHMERZtherapeutisches Kolloqium e. V., Geschäftsstelle, Hainstraße 2, 61476 Kronberg / Taunus, Tel. 0 61 73/ 95 56-0

Deutsche Gesellschaft für Ernährung, Postfach 930 201, 60457 Frankfurt
(Hier können Sie das Schriftenverzeichnis der DGE zur gesunden Ernährung und zu bestimmten Ernährungsfragen anfordern)

Sachregister

Abführmittel *53*
Akupunktur *70ff.*
Algesimetrie *12*
Analgetika *90ff.*
Angina pectoris *46f.*
Arthrose *44f.*
Ausleitende Verfahren *86ff.*
Autogenes Training *110f.*
Axon *14f.*

Bechterewsche Krankheit *44*
Behandlungsformen *62ff.*
Bewegungsmangel *38*
Bewegungsapparat *41ff.*
Biofeddback *112f.*
Blinddarm *47*
Blutegel *86*
BTMVV *97*

Chirotherapie *83f.*
chronischer Schmerz *22ff.*
Clusterkopfschmerz *33*
Colitis ulcerosa *51*
Crohnsche Erkrankung *52*

Deblockierung *84f.*
Dendrit *14f.*

Eingeweideschmerzen *46ff., 55*
Elektrischer Strom *74ff.*
Entspannungsmethoden *110ff.*
Ernährung *117*
ESES *76f.*

Fußreflexzonenmassage *81*

Galvanisation *74f.*
Gastritis *48*
Gehirn *17*
Gesichtsschmerzen *65*

Herzschmerzen *46f.*
Hexenschuß *38*
Homöopathie *104f.*

Jacobson-Methode *111*

Kälte *82*
Kolik *54f.*
Kopfschmerzen *28ff.*
Krebs *56ff.*

Lebensweise *108f.*
Lokalanästhetika *99*

Magengeschwür *49*
Massage *78f.*
Medikamentenmißbrauch *36f.*
Migräne *30ff.*
Morphin *94f.*
Muskelschmerz *42f.*

Nackenkopfschmerz *35*
Nervensystem *14–18*
Nervenzelle *14*

Opiate *94f.*

Periphere Schmerzmittel
 90f.
Polyarthritis *45*
Prostaglandine *91*
Psychopharmaka *100*

Quaddelung *81*

Reflextherapie *80*
Reizkolon *50*
Rheuma *44f.*
Rückenmark *16*
Rückenschmerzen *38*

Saure Schmerzmittel *90f.*
Schmerzarten *20ff.*
Schmerzimmunisierung *112*
Schmerzindex *13*
Schmerzkreis *62*
Schmerzreaktion *19*

Schmerztagebuch *32*
Schröpfen *86*
Schulterschmerzen *41f.*
Spannungskopfschmerz *34*
Spinalkatheter *96f.*
Streß *43*
Stufenplan der WHO *59, 98*

TENS *75f.*

Verhaltenstherapie *113*
Verspannungs-Tagebuch
 114
Volksmedizin *102*

Wärme *82*

Zentrale Analgetika *94f.*
Ziel-Tagebuch *116*